KB179725

아보 도오루 교수의
100세 **건강백과**

이 책의 한국어판 저작권은 감수자(기준성)를 통한
저작권자와의 독점계약으로 중앙생활사에 있습니다.
신저작권법에 의하여 한국 내에서 보호를 받는 저작물이므로
무단전재와 무단복제를 금합니다.

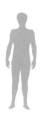

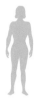

아보 도오루 교수의

100세 건강백과

아보 도오루(安保徹) 지음
기준성(奇埈成) 감수 | 이소영 옮김

중앙생활사

감수사 새로운 패러다임의 신의학 운동

아보 도오루(安保徹) 교수는 현대의학을 전공한 명의(名醫)이자 대가(大家)이며, 시대를 앞서 가는 신의학(新醫學)의 파이어니어로서 당대의 히어로(英雄)가 된 분이다. 면역학에 관한 그의 많은 저서는 베스트셀러가 되어 인구에 널리 회자되고 세계 각 대학에서 신의학(자연의학과 대체의학)의 교재로 활용되고 있다.

나는 아보 교수와 만난 자리에서 내가 다년간 사귀어온 또 한 분의 자연의학(自然醫學)의 태두(泰斗)인 모리시타 게이이치(森下敬一) 박사와의 양자 회담을 기획·주선하고 싶은데 의향이 어떠한지 타진해 보았다.

아보 교수는 "모리시타 박사에 대해서는 선배에 대한 존경심을 품고 있지만 직접 만난 일이 없었는데 기회가 주어진다면 기쁘게 뵙고 싶다"고 말했다. 그 말을 옆에서 듣고 있던 후나세 슌스케(船瀨俊介) 씨가 감동하여 "양 거두회담이 성사되어 두 분이 협력한다면 역사적인 에폭메이킹 이벤트(epoch-making event)가 될 것이라 생각되는데 나도 옵서버(observer)로 꼭 참석해서 현장 취재를 하고 싶다"고 하였다.

이렇게 해서 양자 회담의 이벤트가 결정되었고, 일체의 기획과 진행을 후나세 씨가 일임하게 되었다. 그 결과 작년 말 모리시타 박사의 별장이 있는 다카오(高尾) 시내의 국제장수과학연구소에서 네 사람이 모여 함께 투숙하면서 신의학 운동에 관한 첫 만남의 환담 교류의 장이 열렸던 것이다.

아보 교수를 비롯해 모리시타 박사, 후나세 씨는 모두 일본에서 내로라하는 유명인사(有名人士)이며 한 시대를 풍미하는 선구자(先驅者)들이다. 지혜 있는 사람의 만남이란 그 자체만으로도 하나의 역동적인 사건으로서 훈풍이 감도는 에너지장이 된다.

좋은 술과 분위기에서 밤이 새는 줄 모르도록 현인(賢人)들이 거침없이 뿜어대는 종횡무진으로 불꽃 튀는 담론(談論)이 만발하는 각축장은 그야말로 천방지축 통쾌하기 이를 데 없는 새 역사, 새 생명의 탄생을 알리는 신호와도 같아 가슴이 벅찬 순간이었다.

　그들은 모두 사물의 근원을 꿰뚫어보는 통찰력(洞察力)이 있는 현인들로서 시대를 100년 또는 200년 앞서 보기 때문에 일반 대중이 이해하고 당장 수긍하기는 어렵겠지만 방향만은 정확하게 정곡을 맞추고 있는 듯했다.

　나는 한국에서 오랫동안 자연식 운동을 하면서 그들의 주요 저서의 한국판을 감수, 소개한 인연으로 모두에게 공감되는 공약수를 발견하였기에 그러한 뜻을 모아 신의학 운동의 프로젝트를 구상하여 국제적인 연대기구로서 현인 1,000명 목표의 세계회의(世界會議) 발기(發起)를 제안하였다.

　나의 제안을 후나세 씨가 받아 정리하여 성문화한 취지문을 아보 교수와 모리시타 박사가 예의 검토, 수정, 추인하여 '신의학 세계현인회의(1,000명)' 선언문(宣言文)이 만들어졌다.

　바야흐로 새로운 패러다임이 요구되는 신문명·신의학의 태동이 그 어느 때보다도 절실한 전환기에 우리는 서 있다. 지금과 같은 의료공급자(의사·약사·제약회사) 중심의 일방적으로 독점이권화되고 있는 살인(殺人) 의료 시스템을 수요자(환자와 풀뿌리소비자) 주권의 진정한 활인(活人) 의료 체제로 전환하는 신의학 운동이 절실히 필요한 시점인 것이다.

히포크라테스의 원점으로 돌아가는 진정한 의도(醫道)의 확립, 동양의학에서 추구해온 인술(仁術)의 구현을 달성하고자 한다. 신의학 운동은 소비자가 적극 호응해야 되겠지만 그 중심축이 되어야 할 주역은 아무래도 의사, 약사, 깨우친 현인들이 길을 열어야 한다고 생각한다. 강호제현(江湖諸賢)의 적극적인 동참과 성원을 바라마지 않는다.

이와 같은 취지의 만남에서 많은 토론 중에 힌트를 얻은 아보 교수의 신이론(新理論)이 회심의 역작이 되어 마침내 책으로 출간되었다. 이 책의 저술에 있어서 동기 부여에 다소나마 일조(一助)가 되었음을 자부하면서 마음으로부터 경하(慶賀)해 마지 않는다.

백우산인(白牛山人) 84옹
기준성(奇埈成)

한국어판 출간을 축하하며

면역과 에너지에 관한 아보 교수의 신이론

"후나세 씨의 한마디가 실마리가 되었답니다." 아보 교수는 만면에 미소를 머금으며 이렇게 말했다. 그의 저서 《면역혁명(免疫革命)》이 선풍을 일으킨 후 5년이 지나 선보이는 이 책은 아보이론이 이룩한 위대한 진보를 확인할 수 있다. 이 책은 교감신경과 백혈구의 상관관계를 증명한 면역이론에 생명에너지 이론을 추가하여 생명현상(生命現象)의 본질에 대해 설명하고 있다.

인체 내의 에너지 생성을 담당하는 기관은 크게 ① 산소를 소비하는 미토콘드리아로 이루어진 '내호흡계(內呼吸系)'와 ② 산소를 소비하지 않는 혐기성(嫌氣性) '해당계(解糖系)'의 두 종류로 나뉘는데, 이 에너지 생성계를 이해해야 다양한 생명현상의 수수께끼를 풀 수 있다고 한다.

또한 암이 체내 세포가 미토콘드리아와 만나기 전인 '저체온', '고혈당' 환경에서 연명하려는 원시세포의 격세유전(隔世遺傳, atavism)이라는 발상은 실로 흥미진진한 해석이 아닐 수 없다. 즉, 고체온(高體溫) 상태에서는 미토콘드리아의 에너지 생성 작용이 되살아나 활발해지면서 암세포가 사라진다는 이론이다.

아보 교수가 말한 실마리가 되었다는 나의 한마디란 바로 모리시타 박사, 기준성 선생과 가졌던 사자회담(四者會談) 때를 가리킨다. 그 자리에서 나는 '생명현상의 불가사의란 어쩌면 체내에서 일어나는 핵반응(核反應) 때문이 아닐까? 라는 소박한 궁금증을 던졌었다. 이 한마디로 아보 교수는 에너지계의 작용에 주목하게 되었던 것이다.

산소를 이용한 미토콘드리아와 산소가 불필요한 해당계의 두 가지 에너지 생성기관, 그리고 이들 기관과 발암(發癌)의 관련성에 착안하여 새로운 아보이론에 도달하게 된 것이다. 이렇게 탄생한 아보 교수의 신이론은 생명현상을 풀어나갈 새로운 열쇠가 될 것이다.

인디오 부족의 존엄사로부터 배우다

인디오 부족의 죽음에 대한 인식은 아보 교수가 이 책에서 서술한 존엄사(尊嚴死)로 다시 탄생하였다. 무리하게 영양분을 공급하고 모르핀을 투여하는 현대의 '터미널 케어(terminal care)'에 대한 비판은 감명 깊게 다가왔다.

나는 최근 병상에 계신 백부(伯父)의 임종을 지켜보게 되었다. 고인은 결국 위에 구멍을 뚫고 영양분을 주입하는 터미널 케어로 마지막 시간을 보낼 수밖에 없었다. 백부는 마지막 가는 날까지 하루 종일 몸부림과 경련을 일으키다가 고통 속에서 숨을 거두고 말았다.

과연 이러한 죽음이 아보 교수가 말한 편안한 죽음이라 할 수 있을까. 오히려 무자비한 죽음, 존엄사가 아닌 '처참한 죽음' 그 자체일 뿐이다. 이 책은 현대의료의 터미널 케어가 지닌 문제점을 고발하는 책이기도 하다.

환자를 위하고자 하는 의료가 결국 환자의 삶에 끔찍한 고통만 준다는 사실에 의사는 물론 가족들도 눈을 떠야 할 것이다. 이 책에 나오는 인디오 부족의 죽음에 대한 배려를 현대인도 배워야 마땅하다. 미개(未開)·몽매(蒙昧)한 존재는 그들이 아니라 바로 현대문명에 편승한 우리들인 것이다.

1만 킬로미터를 착륙하지 않고 날아가는 철새의 수수께끼

이 책은 내가 언급했던 생체핵융합(生體核融合) 에너지 이론까지는 파고들지 못했다. 이는 당연하다. 아직 그 어느 누구도 증명하지 못한 미지(未知)의 세계이기 때문이다. 그러나 아보 교수는 그 가능성까지 예감하고 이 책을 쓴 것이다.

아보 교수는 일찍이 탄압의 대상이었던 치시마(千島)·모리시타(森下) 학설 즉, 장관조혈(腸管造血) 및 혈구가역화(血球可逆化) 이론이 제시되었을 때에도 기쁨을 표하며 "의학 현장에서는 상식이나 다름없다"고 동조한 바 있다. 진리에 대한 아보 교수의 유연한 자세를 존경하지 않을 수 없다.

무식해서 용감한 나는 생명에너지에 아직도 드러나지 않은 신비로운 원리가 분명 존재한다고 본다. 그래서 더욱 조바심이 날 수밖에 없다.

예를 들어 광대한 대륙과 대양을 횡단하는 철새는 한 번도 날갯짓을 쉬지 않는다. 개중에는 지구의 4분의 1에 달하는 약 1만 킬로미터를 날면서도 착륙 한 번 하지 않는 새도 있다. 이처럼 어마어마한 거리를 먹이도 먹지 않고 쉴 새 없이 날 수 있는 이유를 기존의 칼로리 소비에 근거한 에너지 이론으로는 도저히 설명할 길이 없다.

그래서 나는 '인체 내에서 핵융합이라 일컬을 만한 핵반응이 일어나고 이를 통하여 에너지를 공급하고 있는 게 아닐까' 라고 생각하게 된 것이다. 핵에너지는 탄수화물과 산소의 산화 에너지와는 비교할 수 없을 만큼 엄청난 에너지를 생성한다. 그렇다면 1만 킬로미터를 무착륙으로 비행하는 철새의 신비도 충분히 설명할 수 있다. 말하자면 상온핵융합(常溫核融合, cold fusion)인 것이다.

체내 원소 변환은 가능한가

또 다른 예로 녹색 채소를 섭취하면 적색의 혈액으로 변한다. 이 또한 인체의 신비가 아닐 수 없다. 녹색 엽록소(葉綠素, chlorophyll)가 체내로 들어가 적혈구(헤모글로빈)로 변하는 이유는 바로 장관(腸管)에서 조혈(造血)이 되기 때문이다(치시마·모리시타 학설).

어떻게 녹색인 엽록소가 적색인 헤모글로빈으로 변할 수 있는 것일까? 두 성분의 화학구조식은 매우 흡사하다. 다만 그 중심부에 존재하는 금속원소가 마그네슘이냐, 철이냐의 차이일 뿐이다.

그렇다면 마그네슘이 상온핵융합을 통하여 철로, 요컨대 원소 변환을 일으켰다고 해석한다면 지나치게 엉뚱한 발상일까? 한 실험보고에 따르면 실험동물에 부여한 사료와 성장한 동물의 구성원소가 매우 큰 차이를 보인다는 결과도 있다. 다시 말해 체내 원소 변화라고밖에 볼 수 없음을 의미한다.

생명현상의 심오한 신비에는 어쩌면 상온핵반응(常溫核反應)이 존재하는지 모른다. 이것이야말로 열에너지의 핵심일 수 있다. 의학분야의 대석학인 아보 도오루 교수, 나아가 모리시타 박사가 기존 상식의 틀을 넘어 수수께끼에 도전하기를 절실히 바랄 따름이다.

후나세 슌스케(船瀬俊介)

감수자 註

이 글은 저명한 환경문제 평론가이며 《항암제로 살해당하다》의 저자인 후나세 슌스케 씨가 이 책의 출간에 즈음하여 감수자(奇埈成)에게 감사와 축하의 인사와 함께 보내온 글이다. 아울러 이 글의 이해를 돕기 위해 인디오 부족의 생사관을 알 수 있는 글을 소개한다.

아메리카 선주민(先住民) 인디오의 생사관(生死觀)
이승에 태어나 첫 숨을 쉬는 아기는
힘차게 울부짖으면서 출생을 알리고
가족은 기쁨의 웃음으로서 새 생명을 맞이하네.
인생을 완성하고 영원한 휴식의 저승으로 돌아가는 노인은
아무런 미련과 여한 없이 기쁨의 희열 속에서
마지막 숨을 거두고 가족은 눈물 흘리며 이별을 슬퍼하네.

무병장수의 열쇠

의학이 진보할수록 죽음의 그림자에 떨어야만 하는 현대인

현대를 사는 우리는 이제껏 인류가 이룩해온 경이로운 과학 발전을 지켜보면서 먼 미래에도 변함없이 무궁한 진보의 혜택을 누릴 수 있으리라 굳게 믿지만, 한편으로는 과학만이 인간을 행복하게 할 수 있다는 절대적 신념의 뿌리가 점차 흔들리고 있다.

그럼에도 우리가 과학분야에 거는 기대만큼은 여전하다. 인터넷 하나로 세계 각국의 정보를 얻을 수 있고 도시는 하루가 다르게 들어서는 고층건물들로 시각을 다투며 변모한다. 그리고 우주여행도 더 이상 먼 미래의 꿈이 아닌 현실로 다가오고 있다. 이러한 사회의 흐름 속에서 인간이 저항하며 살기는 더욱 어려워졌다.

의료분야에서는 유전자(遺傳子) 단위로 세분화된 연구가 이루어지고 신약(新藥) 개발, 고도의 선진기술과 같은 막대한 비용이 드는 대

규모 치료도 가능해졌다. 호텔을 연상케 하는 호화로우면서 쾌적한 의료시설의 증가만 보아도 최첨단 의료의 질적인 수준만큼은 현저히 높아졌음을 한눈에 알 수 있다.

그렇지만 이들 눈부신 의료 발전의 이면에서는 오히려 암을 비롯한 수많은 질병과 죽음에 대한 사람들의 두려움이 배가된 것 같은 느낌이 드는 이유는 무엇일까?

현대의료는 터무니없는 과오를 범하고도 사람들에게 한번쯤 이러한 현실을 반추할 시간조차 배려하지 않는다. 그러면서 엄청난 속도로 본연의 모습에서 차츰 멀어져 가고 있다. 이러한 생각을 나는 도저히 떨쳐버릴 수가 없다.

생명의 본질을 알면 더 잘 살 수 있다

이러한 시대의 흐름 속에서 질병과 죽음에 맞서 건강하게 살다가 편안한 죽음을 맞이할 방법은 없는 것일까?

그 해결책의 하나로 '인간은 어떻게 병에 걸리는가?' 라는 큰 맥락을 짚어볼 필요가 있다. 더불어 생명현상에 대한 올바른 이해 또한 중요하다. 남보다 잘 살고 싶다면 생명의 본질에 대하여 먼저 헤아릴 수 있어야 한다. 이는 나와 같은 의사나 과학자들에게 국한되지 않고 인류 전체에게 주어진 과제나 다름없다.

현대를 가리켜 종교의 쇠퇴기라고들 한다. 신앙의 주된 역할이 죽음에 대한 공포심을 떨쳐버리는 것이라면 오늘날처럼 정보가 난무하는 사회에서는 더 이상 신앙심에 의지하기는 어려울 수밖에 없다. 물론 죽음에 대한 공포를 해소하는 데 다소의 도움은 될지도 모른다. 그러나 이 시대가 더 이상 정신수양만으로 공포를 완전히 떨치도록 내버려두지 않는다.

그래서 우리는 자신만의 생사관(生死觀)을 가질 필요가 있다. 무엇보다 생명현상에 관심을 갖고 그 이치를 헤아리며 깨달으려는 노력을 쏟아야 한다. 생명체의 활동을 이해하고 감사하는 마음이 샘솟는다면 아주 자연스럽게 죽음을 받아들일 수 있을 것이다.

나는 오랫동안 면역 기능에 대한 연구를 해오면서 한 가지 중요한 이치를 깨닫게 되었다. 바로 생명체는 스스로 실패하는 법이 없다는 것이다. 우리 몸은 근본적으로 보다 좋은 상태를 위하여 끊임없이 작용하도록 만들어졌다. 암도 마찬가지이다. 육체를 좀먹는 생명체의 폭군이 아닌 생명 유지를 위하여 생명체가 스스로 선택한 마지막 수단이 바로 암인 것이다.

인간의 몸은 하루아침에 악화되지 않는다. 언뜻 갑작스럽게 돌변한 듯 보일지 모르지만 사실은 무의식중에 엄청난 부하(負荷)가 우리 몸을 짓누르고 있었던 것이다. 이를 견뎌내고자 처절하게 저항하는 몸부림이 곧 여러 증상으로 표현된 것뿐이다.

이 엄청난 짐을 덜어낸다면 우리 몸은 원래부터 지니고 있던 회복 기능을 작동시켜 자발적으로 건강을 되찾으려는 노력을 하기 마련 이다. 이러한 메커니즘을 이해한다면 무턱대고 죽을지도 모른다는 두려움에 떨지 않아도 된다.

다른 대부분의 질병도 운 나쁘게 찾아온 우발적인 재난이 아니다. 평소 우리 몸이 호소하는 소리에 귀를 기울이고 그 뜻을 헤아리고자 노력한다면 충분히 예방할 수 있을 것이다. 이와 더불어 질병의 공격에 대항하고 스스로 치유할 수 있는 저력을 평소에 길러두는 것이 중요하다.

교감신경과 미토콘드리아가 무병장수를 이끄는 열쇠이다

본디 우리 몸은 문제가 발생하면 이를 원래의 상태로 회복하고자 기능하도록 되어 있다. 이때 각 부위가 서로 연계하면서 총체적으로 작용하게 된다.

고도성장 가두를 달리는 현대 서양의학은 병의 원인을 분석하는 데에는 분명 탁월한 능력을 발휘하지만, 치료법은 해당 부위에 국한된 국소적이고 편협한(비통합적) 대응에 그치고 있다. 그러나 우리 인체는 이처럼 부위별로 따로 떼어 생각하는 대증요법(對症療法)으로는 완전한 복원을 꿈꿀 수 없는 아주 정밀하고 통합적인 메커니즘으로 이루어져 있다.

나는 오래전부터 이러한 신체 작용이 자율신경(自律神經)과 관련이 있다고 보고 '자율신경의 백혈구 지배법칙' 이라는 주장을 펼쳐 왔다.

교감신경과 부교감신경이라는 두 계통의 자율신경은 병마(病魔)로부터 공격을 당하는 순간은 물론이거니와 이를 치유하는 과정과 밀접한 관련이 있다. 이 점을 이해한다면 순간순간 보이는 증상에 울고 웃는 과민반응으로 자칫 빗나간 대응을 하는 우를 범하지 않을 것이다.

마지막으로 이 책에는 '미토콘드리아' 라는 매우 중요한 존재가 등장한다. 나는 인간의 생명에너지를 생산하는 미토콘드리아를 통하여 우리 몸의 발병과정과 생명현상의 본질을 이제껏 소개한 그 어떤 설명보다 속 시원히 밝히고자 하였다.

생명현상의 본질을 올바르게 헤아린다면 만에 하나 신체에 가해지는 부담과 이로 인하여 나타나는 증상이 돌이킬 수 없는 지경에 이르러 죽음에 직면하게 되더라도 이것이야말로 인간 생명의 본질 속에 자리 잡은 하나의 과정에 불과하다며 자연스럽게 받아들일 수 있을 것이다.

아보 도오루(安保徹)

감수자 註

미토콘드리아란 무엇인가

미토콘드리아는 세포 안에 있는 소기관의 하나로 에너지를 생성하는 작용을 한다. 산소를 이용하여 음식물을 연소시켜 에너지를 만들어내는 것이다. 다시 말해 미토콘드리아 속에 갖추어진 전자전달계를 통하여 전류를 형성함으로써 에너지를 생성하는 기관이다.

인체에서 미토콘드리아가 많이 모여 있는 세포로는 뇌신경, 심근, 골격근을 들 수 있다. 우리가 뇌파, 심전도, 근전도를 측정할 수 있는 이유는 이들 세포에 항시 전류가 흐르기 때문이다.

또한 미토콘드리아는 발열체(發熱體)이기도 한다. 뇌와 심장, 근육 등의 기관도 열을 발생시키는 곳이다. 따라서 냉기에 약할 수밖에 없다. 에너지가 부족한 사람은 몸이 차기 마련인데 환자들 대부분이 냉증(冷症)을 호소하는 이유도 이러한 원리 때문이다.

contents

2장 · 면역력 향상이 무병장수의 비결이다

1장

죽는 그 순간까지
건강하게 사는 법

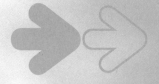

01

'죽을 때까지 건강한 삶'을 실현하는 미토콘드리아와 자율신경

▨ 체내 에너지 발전소, 미토콘드리아

만약 여러분이 '죽을 때까지 건강한 삶'을 꿈꾼다면 가장 먼저 알아야 할 것이 있다. 그것은 바로 세포 내에서 생명활동을 위한 에너지를 생성하는 '미토콘드리아(mitochondria)'와 백혈구의 활동을 제어하는 '자율신경(自律神經)'이라는 이른바 생명현상을 뒷받침하는 두 메커니즘을 이해하는 것이 무엇보다 중요하다.

미토콘드리아는 생명현상의 중추이자 생사(生死)를 좌우하는 핵심

요소이다. 그리고 자율신경은 인간이 살아가는 데 없어서는 안 되는 생명현상을 감독하는 지휘자와 같은 역할을 하는 신경이다. 더욱이 자율신경은 질병에 깊이 관여하는 백혈구를 제어하고 미토콘드리아를 둘러싼 환경에 큰 영향을 미친다.

우리 스스로 건강한 삶을 유지하려면 무엇보다 이러한 사실을 제대로 이해할 수 있어야 한다. 그러면 먼저 미토콘드리아에 대하여 알아보자.

미토콘드리아는 세포 속을 유유히 돌아다니며 여러 작용을 담당하는 세포 소기관(小器官)의 하나로 산소를 이용하여 인간 생존에 불가결한 '에너지'를 생산해내는 발전소와 같은 역할을 하는 곳이다. 다시 말하면 생명현상의 중추와 같은 요소로 생사를 좌우하는 존재라 해도 과언이 아니다. 우리가 호흡을 통하여 체내에 산소를 공급하는 이유는 다름 아닌 미토콘드리아의 활동을 돕기 위해서이다.

미토콘드리아는 여타 세포 소기관이 세포의 하부기관이라는 점과 달리 우리 인간이 아직 단세포(單細胞) 세균의 일종이었던 20억 년 전에도 세포 속에 기생하던 단세포 생물이다.

이처럼 인간과 미토콘드리아의 유구한 관계는 오늘날까지 이어지고 있어서 기생체인 미토콘드리아가 기능을 멈추게 되면 체내에서 더 이상 에너지를 만들어낼 수 없게 되고 결국 모체(母體)인 인간은 죽음을 맞이할 수밖에 없다.

또한 미토콘드리아는 쾌적한 온도에서 충분한 산소 공급이 이루어지지 않으면 생명을 이어갈 수 없다. 예컨대 체온이 떨어지면 미토콘드리아의 기능이 저하되어 얼어 죽게 되고, 반대로 체온이 너무 높아지면 미토콘드리아의 기능이 지나치게 활발해져서 자칫 고체온증(高體溫症)으로 사망할 수도 있다.

우리가 뇌경색(腦硬塞)이나 심근경색(心筋梗塞)으로 죽는 이유도 바로 미토콘드리아에 산소 공급이 원활히 이루어지지 못하여 방대한 양의 세포가 괴사하면서 뇌나 심장의 기능이 멈춰 버리기 때문이다.

덧붙이자면 세포가 사멸하는 방식에는 두 가지 유형이 있다. 하나는 괴사(壞死, necrosis)로 인한 죽음이며, 다른 하나는 자연사(自然死, apoptosis)로 인한 죽음이다.

괴사는 세포 안팎의 환경적 요인 즉, 산소 결핍이나 외상 등으로 인한 악화 때문에 일어나는 수동적인 죽음을 말한다. 이에 반하여 자연사는 필요 없게 된 세포 등이 스스로 죽음을 자초하는 능동적(계획적) 죽음을 말한다.

두 죽음이 서로 다른 방식처럼 보일지 모르나 두 종류의 과정을 이해하는 데 실마리가 되는 존재가 바로 미토콘드리아이다. 그러므로 건강한 삶을 위해서는 미토콘드리아가 기뻐할 만한 쾌적한 환경을 보장해주어야 하는 것이다.

⊠ 자율신경은 건강을 이끈다

이와 같이 우리 인간의 생사를 좌지우지하는 존재가 미토콘드리아라면, 인간의 건강한 삶을 관리하는 존재는 바로 '자율신경' 이다.

우리를 괴롭히는 병마(病魔)가 다양한 원인에서, 더욱이 우발적으로 발생한다는 점을 고려한다면 생활 속에서 이처럼 종종잡다(種種雜多)한 질병을 예방하기란 누가 봐도 불가능한 일이다.

그러나 나는 대부분의 질병이 "자율신경계가 백혈구의 작용을 제어한다"는 공통된 메커니즘을 따르고 있다는 사실을 밝혀낼 수 있었다. 요컨대 백혈구가 안정적으로 기능한다면 우리 몸이 병마의 공격에 쉽게 무너질 일은 없는 것이다. 다시 말해 백혈구의 기능을 좌우하는 자율신경이 안정적으로 작용할 수 있는 환경을 조성할 수 있어야 한다.

이쯤 해서 자율신경이란 무엇인지 그 개념에 대하여 알아보자. 다소 복잡한 설명이 될지 모르나 '발병 메커니즘' 을 파악하려면 무엇보다 자율신경에 대한 이해가 필요하다.

자율신경이란 한마디로 인간의 의지와 무관하게 자율적으로(독립적으로) 기능하는 신경으로 장기(臟器)를 조절하는 역할을 한다. 자율신경은 전반적으로 에너지 소비와 관련된 교감신경(交感神經)과 에너지 저장에 관계된 부교감신경(副交感神經)이라는 두 가지 계통으로 나뉜다. 이 두 체계는 스위치와 같이 서로 전환되는 개념이 아니라 상호 경쟁

자율신경의 균형이 중요하다

교감신경 우위		부교감신경 우위
강 ←	안정적인 균형상태	→ 강
과립구	백혈구	림프구
혈당치 상승, 어깨 결림, 암, 두근거림, 변비, 혈압 상승, 점막염증, 냉기, 발한	신 체	콧물, 설사, 타액, 발열, 알레르기성 질환, 눈물, 구토
공격적, 완고함, 정력적, 집착, 분노, 높은 집중력, 격한 감정, 강한 의지	정 신	온화함, 소심함, 은둔형, 봉사정신이 투철함, 남의 눈을 의식함, 배려, 우유부단, 우울
긴 장 ←	생 활	→ 이 완

적인, 이를테면 시소처럼 일진일퇴(一進一退)하며 기능하는 관계이다. 이들 신경의 작용과 면역 기능을 담당하는 백혈구의 작용은 서로 연동하는 구조를 이룬다.

그런데 표현이 지닌 뉘앙스 때문인지 '부교감신경'을 마치 '교감신경'과 주종관계를 이루는 것으로 이해하는 경우가 있는데 오해이다. 사실은 'sympathetic nervous system(교감신경)'과 반대되는 의미로 'parasympathetic nervous system(부교감신경)'이라 부르는데,

접두어인 'para'를 편의상 '부(副)'라고 번역한 것일 뿐이다. 즉, 'para'란 '대항하는'이라는 뜻을 지니므로 두 신경의 관계는 어디까지나 대등하다고 보아야 마땅하다.

⊠ 부교감신경과 백혈구의 밀접한 관계

이번에는 조금 더 전문적인 설명이 되겠다.

교감신경이 흥분을 하게 되면 노르아드레날린(noradrenalin) 또는 아드레날린(adrenalin)이라는 호르몬이 분비되면서 과립구(顆粒球)를 생성하는 골수 등을 자극하게 된다. 그 결과, 과립구가 활성화되거나 생산창고에 저장되어 있던 과립구가 방출되면서 혈액 내 과립구 수치를 증가시킨다. 반대로 부교감신경의 흥분상태에서는 아세틸콜린(acetylcholine)이 분비되면서 림프구(lymph球)를 활성화시키고 증가시키는 결과를 가져온다.

백혈구란 혈액을 구성하는 성분 가운데 적혈구와 혈소판을 제외한 면역에 관련된 모든 세포를 일컫는다. 크게는 과립구, 림프구, 대식세포(大食細胞)로 분류되며 건강한 상태에서는 과립구 : 림프구 : 대식세포가 대략 60 : 35 : 5의 비율로 혈액 내에 존재한다. 그 중에서도 방어기능의 최전선에서 중심적인 역할을 하는 존재가 바로 과립구와 림프구이다.

과립구는 다시 호중구(好中球), 호산구(好酸球), 호염기구(好鹽基球)의 세 종류로 나뉘며 이 가운데 호중구가 가장 많은 수를 차지한다. 과립구는 활성산소를 이용하여 주로 세균 등과 같은 큰 이물질을 공격, 분해, 처리하는 역할을 한다.

예를 들어 피부에 상처가 생기면 과립구가 나서서 피부나 공기 속에 섞여 있던 세균이 상처 부위를 통하여 체내로 침입하지 못하도록 저지하는 역할을 한다. 이때 화농성(化膿性) 염증을 일으키는데 이는 한마디로 백혈구가 세균을 격퇴시켰다는 증거이다. 다시 말하자면 고름은 장렬히 싸우다 죽음을 맞이한 과립구의 잔해인 셈이다.

과립구는 혈액 속에서도 가장 큰 비율을 차지하는데, 우리 몸을 둘러싼 외부 세계에는 무수히 많은 세균이 존재하며 그만큼 우리는 세균에 감염될 확률이 높은 환경에서 생활하고 있다. 이를 대비하여 항시 철저한 준비태세를 갖추고자 다량의 과립구가 존재하는 것이다.

한편 림프구에는 NK세포, B세포, T세포 등이 있는데 이들 세포는 항체(抗體)를 만들고 이를 무기삼아 바이러스처럼 비교적 작은 외적 즉, 항원(抗原)을 상대로 공격하는 역할을 한다. 암세포를 무찌르는 역할도 이 림프구의 몫이다.

마지막으로 대식세포는 '매크로파지(macrophage)'라고도 부르며 외적을 통째로 삼켜버리기도 하고 외적이 침입한 사실을 과립구나 림프구에게 알리는 역할을 하기도 한다. 백혈구의 세 종류의 세포 가운데 가장 원시적인 형태를 지녔지만 실은 어마어마한 위력의 소유자인 셈이다.

다소 설명이 길어진 듯하나 "무병장수(無病長壽)하는 방법은 무엇인가"라는 질문에 대한 나의 대답은 결국 다음의 두 가지이다.

① 우리가 생활하는 데에 필요한 에너지를 체내에서 만들어내는 역할을 담당하는 것이 바로 세포 내 미토콘드리아라는 존재이므로 이를 위하여 쾌적한 환경을 조성해주어야 한다.
② 대부분의 질병이 다름 아닌 자율신경의 편향으로 인한 백혈구의 불균형 상태가 현저해질 때 찾아오므로 자율신경의 밸런스를 안정적으로 유지하도록 노력해야 한다.

이렇게 두 요소로 구성된 생명현상의 기본 메커니즘을 제대로 파악해야만 '죽는 그 순간까지 건강한 삶'의 실현이라는 목표를 위하여 진일보할 수 있는 것이다.

02

우리는 왜 병에 걸리는가

✖ 교감신경의 긴장상태가 끊이지 않는 사람이 병에 잘 걸린다

개괄적으로 설명하자면 대부분의 질병은 신체에 큰 부담이 가해졌을 때 찾아온다. 예로부터 "무리하면 몸이 상한다"는 말이 있다. 이처럼 우리는 생활 속에서 자연스럽게 절제하는 습관을 들여왔었다. 그런데 서양의학이라면 무슨 병이든 고칠 수 있다는 맹신(盲信)에 사로잡히고부터는 무리하지 않고 적절히 조절하는 법을 잊은 채 살고 있다.

하지만 "무리하면 병에 걸린다"는 생활 속의 지혜를 뒷받침할 만한 과학적 증거가 제시되고 그 구체적인 메커니즘이 규명된다면 이야기는 달라진다. 애당초 '무리'란 무엇인가. 간단히 말하면 자율신경 중에서도 교감신경의 긴장상태가 오랜 기간 지속되는 것을 뜻한다.

몸을 혹사하거나 스트레스를 받으면 교감신경이 흥분하게 된다. 교감신경이 흥분하면 근긴장(筋緊張)이 일어나고 혈액의 흐름이 나빠진다. 혈액순환이 순조롭지 못하면 저체온(低體溫) 상태가 되면서 면역력(免疫力)이 저하된다. 즉, 교감신경의 긴장상태가 이어지면 앞에서 말한 일련의 과정을 밟으며 질병을 맞아들일 준비를 갖추게 되는 것이다.

또한 교감신경이 우위인 상태가 지속되면 혈압이나 혈당이 쉽게 상승하고 식사 등의 생활습관과 상호작용하여 고혈압(高血壓)이나 당뇨병(糖尿病)의 원인이 된다.

과립구도 지나치게 증가하면 독이 된다

그런데 우리 몸을 직접적으로 해하는 장본인은 따로 있다. 바로 교감신경의 긴장상태가 지속되면서 지나치게 증가한 과립구가 그것이다. 물론 세균 등의 외부의 적을 방어하는 백혈구의 일종인 과립구의 수가 늘어나는 것만으로는 특별히 문제될 소지는 없다. 동물 자체가 교감신경이 우위인 상태에서는 행동파가 된다. 그만큼 부상을 입을 기회도 증가한다. 때문에 세균 처리반인 과립구의 수가 증가하는 것은 당연지사이다.

하지만 무엇이든 과해서 좋을 게 없다. 과립구도 마찬가지이다. 본디 과립구의 무기는 활성산소이므로 그 수가 지나치게 증가한다는 것은 곧 활성산소의 증가를 의미한다. 과립구의 비율이 적절한 수준일 때는 체내의 활성산소를 무독화(無毒化)하는 시스템이 가동하므로 문제될 게 없다. 그러나 활성산소라는 강력한 무기를 지닌 과립구가 지나치게 증가하면 순식간에 악의 무리로 둔갑하고 마는 것이다.

악의 편에 선 과립구의 레이더망에 맨 처음 포착되는 대상은 점막 내 상재균(常在菌)이다. 과립구의 일생은 골수에서 생성되어 혈액을 타고 돌아다니다가 점막에서 최후를 맞이한다. 그런데 지나치게 증가한 과립구가 평소에 관심조차 없던 점막 내 상재균을 필요 이상으로 공격하면서 염증을 일으키게 된다. 제대로 숙면하지 못한 다음 날이면 영락없이 뾰루지가 눈에 띄는 체험을 한 적이 있을 것이다. 이것이 바로 과립구의 소행이다.

옛날에는 누런 콧물을 달고 사는 아이들이 많았다. 이 또한 증가한 과립구가 콧속 상재균을 지나치게 공격하기 때문에 나타나는 증상이다. 본디 체질적으로 부교감신경이 우위인 어린아이들은 림프구의 수치가 높다. 그렇지만 사오십 년 전만 해도 난방시설이 제대로 되어 있지 않아 겨울이라도 실내에 한기가 돌고 입을 옷도 변변치 않아 항상 추위에 떨 수밖에 없었다. 더욱이 영양상태도 좋지 못하다 보니 교감 신경이 긴장한 아이들이 많았던 것이다.

그런데 이보다 더 심각한 문제는 과립구가 점막을 직접적으로 공격 한다는 것이다. 공격대상인 상재균은 더 이상 안중에도 없고 활성산소 를 앞세워 점막조직을 파괴하면서 성가신 존재로 전락하고 만다.

위궤양이나 십이지장궤양, 치주염, 클론병 등의 궤양성(潰瘍性) 질환 의 원인으로 흔히 스트레스를 꼽는데, 과립구의 증가는 스트레스로 인 하여 촉진되는 메커니즘 때문에 일어나는 증상이다. 최근에 발표된 연 구보고서에 따르면 치주염 환자 가운데 당뇨병이나 고혈압을 앓는 경 우가 많다고 한다. 어찌 보면 이 또한 당연한 결과라 하겠다.

✖ 무리한 생활을 이어가다 보면 미토콘드리아도 등을 돌린다

교감신경의 긴장상태로 인한 문제점은 이뿐만이 아니다. 생명체의 중추격인 미토콘드리아에도 큰 영향을 미친다. 교감신경의 긴장상태 로 인하여 혈액순환장애가 발생하면 세포는 산소결핍 상태에 빠지고 만다. 결국 세포 내에서 산소를 이용하여 에너지를 생성하던 미토콘드리아의 기능이 타격을 입게 된다. 뒤에서 더욱 자세히 설명하겠지만 미토콘드리아의 기능 장애는 발암(發癌)의 원인이 된다.

또한 몸을 지나치게 혹사시키는 생활이 계속되다 보면 항상 나른하

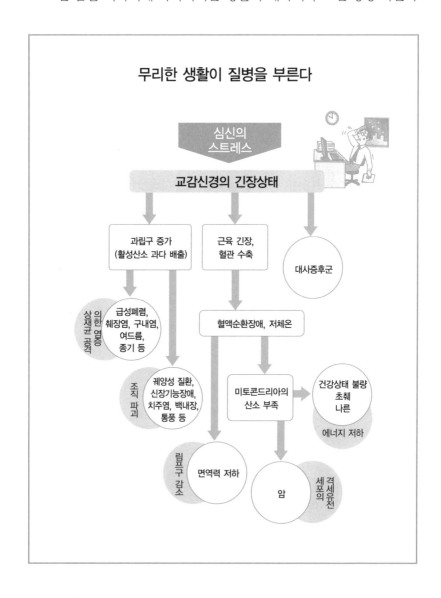

고 얼굴이 핼쑥해지거나 피부의 탄력이 떨어지는 걸 몸소 느낄 수 있을 것이다. 이는 체내에서 충분한 에너지를 생산하지 못하여 단백질을 제대로 합성할 수 없게 되면서 일어나는 현상이다.

힘겨운 생활이 이어지는 가운데 차츰 야위어간다는 생각이 들 때는 가장 먼저 미토콘드리아의 환경이 악화되어 기능이 저하되고 있다는 사실을 떠올리기 바란다.

이처럼 미토콘드리아의 기능이 약해졌을 때는 충분한 수면을 취하는 등 에너지 소비를 억제하여 미토콘드리아의 부담을 덜어줄 필요가 있다. 동시에 깊게 숨을 들이쉬어 다량의 산소가 체내로 유입되도록 신경 쓰자.

✕ 지나치게 편안한 생활도 문제가 된다

그렇다면 부교감신경의 우위상태가 지속되는 편한 생활이 계속된다면 질병과는 인연이 먼 삶을 영위할 수 있을까? 실은 그렇지 못하다. 생활이 편하다 보면 림프구가 과다하게 증가하고 외부 세계의 자극에 지나치게 반응하는 결과를 가져올 우려가 있다.

다시 말해 정상적인 범위의 물질도 항원으로 착각하여 곧바로 항체를 만들게 된다. 아무런 해를 입히지 않는 물질인데도 항체가 생성되면 이를 감지하는 순간 이물질로 판단하여 싸울 태세를 갖추게 된다. 이것이 바로 알레르기 반응을 일으키는 원리이다. 즉, 아토피성 피부염이나 기관지천식, 꽃가루 알레르기 등의 발단인 것이다.

이처럼 부교감신경이 우위인 상태에서 림프구의 과다 생산으로 유발된 알레르기 질환을 치료하려면 무엇보다 부교감신경의 우위상태를 심화시키는 원인이 되는 편안한 생활에서 탈피해야 한다. 그리고 동시에 단 음식을 자제하는 것이 중요하다. 과자와 같은 식품을 지나치게 섭취하면 부교감신경의 우위상태를 부채질할 뿐만 아니라 단 음식이 알레르기 증상을 유발하는 원인과 밀접한 상관관계가 있다는 사실이 이미 여러 연구를 통하여 밝혀진 바 있다.

더욱이 항상 부교감신경이 우위인 사람은 교감신경이 우위인 사람과 정반대로 혈관이 지나치게 넓어지면서 혈액순환이 악화되고 결과적으로 저체온 상태에 이를 확률이 높다. 이렇게 면역력을 저하시켜 질병에 걸리기 쉬운 환경을 조성하기 때문에 부교감신경 우위 역시 교감신경이 우위일 때와 똑같은 결과를 가져오게 되는 것이다. 게다가 지나치게 태평한 생활이 계속되면 근육이 줄어 대사작용이 저하되고 저체온 체질로 변할 수 있다.

이와 같이 인간은 너무 무리를 해도, 또는 지나치게 편해도 병에 걸리게 된다. 따라서 무병장수를 위해서는 교감신경과 부교감신경이 균형을 이룬 상태나 부교감신경이 다소 우위인 상태가 가장 바람직하다.

생활하다 보면 항상 이런 상태를 유지할 수는 없겠지만, 가능하면 긴장과 이완이 적절히 반복되는 생활을 하는 것이 중요하다. 다시 말해 자율신경의 편향상태를 방치하지 말고 원상복귀시키려는 노력을 생활 속에서 끊임없이 할 필요가 있다.

대사증후군은 천덕꾸러기인가

⊠ 대사증후군은 열심히 살아온 증표이다

일본에서는 2008년 4월부터 대사증후군(代謝症候群, metabolic syndrome) 검진 의무화(40세 이상 모든 국민)가 실시되었다. 허리둘레, 혈압, 혈당치, 콜레스테롤치를 측정하여 그 결과에 따라 비만 여부를 판정하고 보건지도를 받도록 하는 제도이다.

분명 대사증후군을 그대로 방치하면 향후 심각한 사태를 불러올지 모른다. 하지만 이를 적대시하여 비만을 악의 존재인 양 부추기고 허리둘레 하나로 울고 웃어야 하는 지금의 상황이 과연 바람직한지 의문스럽다.

대사증후군이란 내장형 비만을 시작으로 고혈압, 당뇨병, 고지혈증과 같은 생활습관병이 복합적으로 유발된 병증을 말한다. 물론 이러한 상태를 두 손 들어 환영할 사람은 없을 것이다. 개선할 수만 있다면 이보다 더 좋을 게 어디 있겠는가.

애당초 사람들이 이렇게까지 비만을 찬밥으로 취급하게 된 데에는 최근 들어 내장지방의 지방세포가 지방을 비축해 두는 단순한 저장고가 아닌 다양한 호르몬을 분비하여 신진대사에 깊이 관여하는 '기능적 세포' 라는 사실이 밝혀지면서부터이다. 지방세포에서 분비되는 물질 중에는 생활습관병의 발병에 영향을 미치는 물질도 포함되어 있다는 사실을 사람들이 알게 된 것이다. 결국 대사증후군을 일으키는 최대의 공헌자가 바로 비만이라는 공식이 성립되고 말았다.

✖ 무엇보다 생활습관을 고치는 것이 중요하다

대사증후군 진단을 받고도 밤늦도록 일에서 벗어나지 못하는 혹독한 생활환경을 되돌아보기는커녕 체중만 줄여 보려고 무리한 다이어트를 시도한다는 건 한마디로 위험천만한 일이 아닐 수 없다. 가뜩이

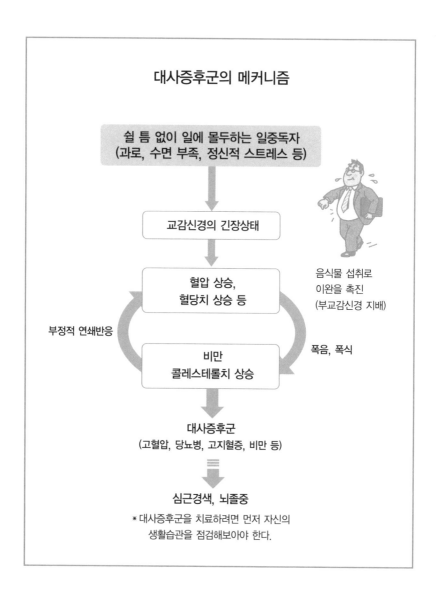

대사증후군의 메커니즘

쉴 틈 없이 일에 몰두하는 일중독자
(과로, 수면 부족, 정신적 스트레스 등)

교감신경의 긴장상태

혈압 상승,
혈당치 상승 등

음식물 섭취로
이완을 촉진
(부교감신경 지배)

부정적 연쇄반응

폭음, 폭식

비만
콜레스테롤치 상승

대사증후군
(고혈압, 당뇨병, 고지혈증, 비만 등)

심근경색, 뇌졸중

＊대사증후군을 치료하려면 먼저 자신의
생활습관을 점검해보아야 한다.

나 장시간의 노동으로 궁지에 몰린 직장인에게 체형에 대한 고민까지
지운다면 이처럼 잔인한 일도 없을 것이다.

그렇다면 무작정 체중을 줄이는 방법은 왜 위험한 것일까? 대사증후군에서 말하는 비만에는 두 가지 성질이 있다.

고혈압이나 당뇨병은 교감신경의 긴장상태를 부추기는 생활이 오랜 기간 지속되면서 유발되는 질병이다. 그런데 이들 증상과 비만을 단순히 같은 맥락으로 보아서는 안 된다.

왜냐하면 비만이란 힘겨운 생활습관으로 쌓인 긴장상태를 풀고 부교감신경의 우위를 촉진시키려는 노력과 관련이 있기 때문이다. 즉, 먹는 행위를 통하여 신체를 이완시키고 안정적인 상태를 추구했던 것이다. 다시 말해 대사증후군은 혹독한 생활 속에서 연명하려는 몸부림의 결과인 것이다.

간단히 정리하여 말하면 무리하며 정력적으로 일에 몰두하는 생활로 인해 교감신경의 긴장이 지속되는 상태에서 낭떠러지를 향하여 전력질주하지 못하도록 브레이크를 밟아준 결과가 곧 비만 체형으로 나타난 것이다.

이렇게 늘어난 지방세포는 결과적으로 돌고 돌아 다른 요인을 악화시키는 원인이 되지만, 비만이라는 결과만을 적대시하여 무엇보다 교감신경 긴장형 인간의 도를 벗어난 생활습관을 본질적으로 수정해야 하는데도 불구하고 오히려 긴장을 완화시키는 역할을 하는 '음식'을 빼앗아버린다는 것은 참으로 위험한 선택이 아닐 수 없다.

대사증후군을 치료하고자 한다면 먼저 생활습관의 변화를 가져와야 한다. 충분한 수면을 취하고 무리한 생활이 거듭되지 않도록 주의한다면 혈압도 내려가고 게걸스럽게 먹는 습관도 바로잡혀 체중 감소는 물론 혈당과 콜레스테롤의 수치도 서서히 내려갈 것이다.

대사증후군을 근본적으로 치료하는 방법은 오로지 생활습관의 수정뿐이다. 본질적인 문제를 해결하지 못한 채 그저 식사량을 줄이고 약으로 고혈압과 고지혈증을 고치려는 대증요법(對症療法)을 따라가다 보면 머지않아 긴장이 극에 달하여 무너져버릴지도 모른다.

04

치매를 예방하고
건강하게 사는 법

▨ 알츠하이머병은 예방이 가능하다

최근 독거노인의 수가 급증하면서 치매(癡呆)에 대한 극도의 불안감을 나타내는 사람들이 늘고 있다. 조금 더 자연스럽게 받아들여도 좋으련만 그렇게 두려워할 만한 일인가 싶은 생각도 든다. 결론부터 말하자면 치매에 걸릴 확률을 최소화하는 방법은 있다.

고령자에게 발병하는 치매의 유형 가운데 90%가 알츠하이머병(Alzheimer病)과 뇌혈관성 치매라 한다.

뇌혈관성 치매는 뇌에서 기억을 담당하는 영역의 혈액순환장애로 인하여 발생하는 질환이다. 바꿔 말하면 뇌 속 혈액순환을 촉진시키면 뇌혈관성 치매를 예방할 수 있는 것이다. 우리는 호기심이 왕성한 사람일수록 치매에 걸리지 않고 은퇴 후 갑자기 할 일이 없어진 사람이 치매에 잘 걸린다는 이야기를 자주 한다. 이는 뇌를 사용하지 않게 되면서 뇌 속을 순환하는 혈류량이 줄어드는 현상과 관계가 있다.

그러면 알츠하이머병을 예방할 수 있는 방법은 없는 것일까? 그렇지 않다. 알츠하이머병은 뇌 내에 아밀로이드(amyloid)라는 특수한 단백질 성분이 축적되기 때문에 발생하는 질환이다. 따라서 혈액순환이 원활하게 이루어진다면 불필요한 물질이 쌓일 틈을 주지 않을 것이다.

최근 한 연구 발표에 따르면 뇌 속에 존재하는 라쿠나(미세한 혈전)가 알츠하이머병의 증상을 조장한다고 한다. 알츠하이머병과 뇌혈관성 치매를 확연히 분리하기 어렵다는 점에서 확실히 뇌 속 혈액순환장애가 알츠하이머병에도 막대한 영향을 미친다는 걸 알 수 있다.

✖ 스트레스를 줄이고 즐겁게 살아라

원래 알츠하이머병은 구미 사람들에게 많이 발병하는 질환이었다. 반면 일본인의 경우는 뇌혈관성 치매가 일반적이었다. 그런데 근래에 들어 일본의 알츠하이머병 발병률이 구미에 근접하고 있다. 그 배경에는 서구화된 식생활을 들 수 있을 것이다.

또한 다양한 조사를 통하여 알츠하이머병에 걸리는 사람들 중에는 생선을 거의 먹지 않거나 야채를 싫어하는 사람, 스트레스를 많이 받는 상황에 처한 사람, 그리고 생활습관병을 앓고 있는 사람 등이 많다는 사실이 밝혀졌다. 스트레스나 생활습관병이 혈액순환장애를 일으키면서 뇌신경에 손상을 입히는 것임에 틀림없다.

따라서 신체에 지나친 부담을 주지 않는 생활을 하고 현미(玄米)·채식(菜食) 위주의 건강식으로 식단을 바꾼다면 알츠하이머병도 충분히 예방할 수 있을 것이다.

치매란 대량의 뇌신경세포가 사멸되면서 발생하는 증상으로 대부분 '단기 기억'과 관련된 해마상(海馬狀) 융기(隆起)에서 많이 일어난다. 이와 관련하여 최근 기뻐할 만한 소식 하나가 들려 왔다. 이제껏 뇌세포는 한번 죽으면 재생이 불가능하다고 알려졌는데 해마상 융기의 줄기세포만은 다시 증가한다는 사실을 밝혀낸 것이다. 특히 스트레스가 감소하고 뇌가 즐거운 감정을 느낄 때 늘어난다고 한다.

간단히 말하면, 무병장수하는 비결로 알고 있던 '교감신경의 긴장을 풀고 심신을 이완시켜 즐겁게 살기'란 치매 예방에도 효과적인 방법이었던 것이다.

05

병들지 않고 장수하는 요령

⊠ 현미 · 채식 위주의 식사와 적당한 운동으로 단련하라

최근 한 조사결과에서 병이 드는 원인을 ① 뇌출혈, 뇌경색 등의 뇌혈관장애, ② 자주 넘어지면서 생기는 골절상(骨折傷), ③ 노쇠(老衰)로 꼽았다. 그렇다면 이를 예방하면 병을 피할 수 있지 않을까.

뇌혈관장애를 일으키는 원인을 보면 고혈압, 고지혈증, 스트레스, 운동 부족, 지방질 위주의 기름진 식사 등으로 유발되는 것을 알 수 있다. 앞에서도 여러 차례 언급했지만 교감신경의 긴장상태가 계속되는 무리한 생활을 피하는 것이 무엇보다 중요하다.

이에 더하여 전통식(傳統食) 중심의 균형 잡힌 식사를 해야 한다. 잔 생선처럼 통째로 먹을 수 있는 식품을 포함한 현미·채식 위주의 식사는 뇌졸중을 예방할 뿐만 아니라 골절의 원인이 되는 약한 뼈도 강화시키는 효과가 있다.

③번의 경우 '나이가 들었으니 어쩔 수 없지 않겠느냐'고 생각할지 모르지만 늙었기 때문에 자리에 눕게 되는 게 아니라 나이가 먹으므로 인하여 근육량이 감소하거나 약해지면서 일어나는 변화이다. ②번도 근력이 쇠퇴하기 때문에 자주 넘어지면서 부상을 입게 되는 것이다. 따라서 적당한 운동으로 근육을 단련시킨다면 나이가 들어도 건강하게 살 수 있다.

✖ 인간은 중력에 역행하며 살아간다

근육량의 감소와 병드는 것을 연관짓는 이유는 인간의 몸이 나이가 들면서 점차 중력(重力)을 버티지 못하는 데에서 기인한다.

인류가 두 발로 걷기 시작하면서 인간은 중력으로부터 해방되었다고 생각하지만, 이는 어디까지나 착각에 불과하다. 실상은 중력을 밀어내고 일시적으로 잊고 있을 뿐 결국 힘이 약해지면 다시 중력에 굴

복할 수밖에 없는 것이다.

우리는 피곤하면 몸이 무겁고 피로가 가중되면 서 있을 힘조차 없어 드러눕고 싶어진다. 물 밖으로 나오려는데 눈에 보이지 않는 힘에 눌리는 느낌이 드는 것도 바로 이때가 중력을 몸소 실감하는 순간이기 때문이다. 우리는 평소 엄청난 힘에 노출되어 생활하지만 또 금세 익숙해진다. 그러나 인간이 중력에 저항하면서 살고 있다는 사실에는 변함이 없다.

또한 뼈와 근육도 엄청난 중력의 영향을 받는다. 장시간 일하고 나면 체력적으로 상당한 피로를 느끼게 된다. 이는 중력에 역행하는 시간이 그만큼 길었기 때문이다. 다시 말해 오랜 시간에 걸친 노동으로 지쳐버린다는 건 곧 중력을 이겨내지 못하고 실패했음을 뜻한다고 볼 수 있다.

이처럼 장시간 일하는 동안 받은 중력의 부하를 풀어주는 데에는 수면을 취하는 방법이 가장 좋다. 그런데 일에 몰두하기 쉬운 유형의 사람은 수면부족 상태에 빠질 가능성이 크다. 결국 악순환이 되풀이될 수밖에 없는 것이다.

주로 서서 하는 일이 앉아서 하는 일보다 쉽게 지치고, 체격이 큰 사람이 작은 사람보다 중력을 더 많이 느껴 그만큼 쉽게 체력이 소모된다. 장수하는 사람 가운데 생각보다 작은 체형이 많은 이유도 바로 이런 의외의 원리 때문일지도 모른다.

06

나이가 들면
면역력이 감퇴되는가

✖ 장의 면역력은 나이를 먹어도 쇠하지 않는다

인체를 지켜주는 면역력이 나이가 들어감에 따라 쇠퇴한다면 우리는 한순간도 마음 놓고 살 수 없을 것이다. 왜냐하면 강한 면역력이야말로 무병장수하는 데에 필요불가결한 것이기 때문이다.

그러나 나이가 들수록 면역력이 떨어진다는 인식은 잘못된 것이다. 우리 몸은 늙어도 그 나이에 맞게 면역 시스템이 변화하면서 스스로 지킬 수 있도록 만들어졌다. 그러므로 늙었다는 사실에 결코 비관할 필요는 없다.

최근 들어 노년학(老年學, gerontology)이라는 용어를 자주 듣는다. 이것은 말 그대로 노인이나 노화 그 자체에 대하여 연구하는 학문을 말하는데, 이들 연구를 통하여 가령(加齡)이란 모든 면에서 쇠퇴하는 것만을 뜻하지 않음을 과학적으로 검증한 사례가 다수 발표되고 있다.

앞에서 내가 언급한 내용과 일맥상통(一脈相通)하는 사실이 면역학 분야에서도 밝혀지고 있는 것이다. 즉, 면역력은 노화와 더불어 쇠퇴하는 기능이 아니다.

면역력에서 가장 큰 힘을 발휘하는 존재가 흉선이나 골수, 장에서 생성되는 림프구이다. 그 중에서도 장의 면역 시스템은 림프구를 만들어내는 거점이라 일컬을 만큼 60% 가량의 림프구가 장에 존재한다.

특히 주목할 만한 사실은 흉선이나 골수의 면역작용은 20세경을 정점으로 활동력이 저하되지만, 장의 면역력은 노화와 상관없이 왕성한 기능을 유지한다는 점이다.

⊠ 체내 감시 체제로 전환되는 면역 기능

본디 흉선이나 골수의 면역 시스템은 인간의 진화과정 가운데 육지에 오르면서 획득한 새로운 면역 체계이다. 이에 반하여 장의 면역 시

스템은 인간이 생성된 초기 단계부터 갖추고 있던 오래된 면역 시스템
이다.

오래된 면역 시스템은 자가항체(自家抗體) 계통의 면역 시스템으로
도 잘 알려져 있는데, 체내의 비정상적인 변화를 감시하는 역할을 담
당한다. 노화가 진행됨에 따라 체내에 암세포 등과 같은 이상현상이
증가하게 되면 장의 면역 시스템이 얼마나 든든한 존재인지 새삼 깨닫
게 된다.

요컨대 장 내에 노폐물이 쌓일 틈을 주지 않고 유익한 균이 많이 살
수 있는 쾌적한 환경을 유지한다면 나이가 들어도 면역력이 감퇴되는
일 없이 암과 같은 질병을 무너뜨릴 수 있다. 앞에서 노화를 비관하지
말자고 언급한 데는 이러한 뜻이 담겨 있는 것이다.

우리 몸은 노화에 따라 그에 상응하도록 면역 시스템의 구성이 바뀐
다. 전체적인 힘은 다소 떨어질지 몰라도 적재적소(適材適所)에 발휘되
면서 스스로 몸을 지키도록 만들어진 것이다.

07

한방이 지닌
중용의 지혜를 배우다

☒ 자율신경의 작용을 돕는 한방의료

한방(漢方) 치료는 비과학적인 요법이라는 인식이 은연중에 자리 잡고 있다. 한방 치료는 서양의학처럼 즉효성이 없고 반응도 더디기 때문이다. 실제로 근대적인 서양의학이 확대되면서 처음으로 병을 제대로 고칠 수 있게 되었다고 생각하는 사람이 많다.

그런데 뜻밖에도 앞에서 언급한 바 있는 '자율신경의 백혈구 지배법칙'이 한방을 과학적으로 뒷받침하는 결과를 가져왔다. 이 법칙에 비추어보면 한방이란 경험적으로 자율신경에 작용하여 병을 치유하는 의술임을 알 수 있다.

전통적인 한방은 환자 개개인의 몸 상태를 무엇보다 중시하고 문진(問診)을 통하여 건강상태를 헤아릴 뿐만 아니라 환자에게 적합한 한약을 처방한다. 이는 환자의 교감신경과 부교감신경의 편향을 밝혀내고 이를 균형 잡힌 안정된 상태로 회복시키는 방법 그 자체인 셈이다.

다시 말하면 한방이란 면역 시스템의 균형을 적절한 상태로 바로잡아 자연치유력(自然治癒力)을 향상시키는 방법을 통하여 병을 치료하는 의학이었던 것이다.

⊠ 한방이 중용을 중시하는 이유

한방에서는 어느 한쪽으로 치우치지 않으나 자칫 태평한 듯 보일 수 있는 '중용(中庸)'을 중시한다. 이는 교감신경으로 편향된 생활습관이 얼마나 잘못된 것인지 경험을 통하여 알았기 때문이다.

한방에서는 교감신경의 긴장상태를 부추겨 병을 유발하는 사람에게는 부교감신경 반사작용(反射作用)을 일으켜 이완시키고, 부교감신경의 지나친 우위상태로 인하여 알레르기 증상을 일으키거나 쉽게 피로를 느끼는 사람에게는 반대로 교감신경 반사작용을 일으켜 몸에 긴장감을 불어넣고 적절한 균형상태를 유지할 수 있도록 한다.

이처럼 한방은 대증요법이 아닌 자율신경의 균형을 올바르게 잡는 근본적인 치료를 중시하기 때문에 이론상으로는 만병(萬病)에 효과적인 요법이다.

그런데 얄궂게도 만병에 효과적이라는 점 때문에 서양의학이나 이를 신봉하는 사람들은 의심의 눈초리와 함께 한방을 기피하게 되는 것이다.

한방요법은 한약과 침구, 양생(생활습관) 등과 같이 종류는 다양하지만 그 기본원리는 모두 같다.

침이나 뜸은 경혈(經穴)을 자극하는 방법으로 교감신경이 우위인 사람에게 부교감신경 반사작용을 일으키고, 부교감신경이 우위인 사람에게는 교감신경 반사작용을 일으키는 작용을 한다. 경혈이란 평소에 그다지 자극이 미치지 않는 곳이다. 그렇기 때문에 침이나 뜸 등으로 자극을 주게 되면 마치 급소를 맞은 것처럼 전신에 작용하는 효과를 얻을 수 있다.

사실 한방식 치료법은 우리의 일상생활 속에도 자연스럽게 스며들어 있다.

예를 들어 피곤할 때는 당분을 섭취하고 열심히 일하느라 지칠 대로 지쳤을 때는 따뜻하게 데운 술 한 잔을 마시며 한쪽으로 치우친 교감신경을 완화시킨다. 반대로 평소에도 이렇다 할 의욕을 느끼지 못하고 무

력감에 빠진 젊은이들은 일부러 혀가 마비될 정도로 매운 음식을 찾아
다니면서 무의식중에 교감신경을 자극하여 피곤함을 떨쳐버리려 한다.

한겨울에도 아슬아슬할 정도로 짧은 치마를 입는 여성들은 이렇게
몸을 자극하여 긴장감을 주었던 것이다. 어쩌면 인간에게는 자율신경
의 편향을 바로잡으려는 본능이 존재하는지도 모르겠다.

2장 면역력 향상이 무병장수의 비결이다

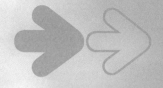

08

화를 잘 다스려야 오래 산다

⊠ 화를 내는 것은 독이 된다

젊은 시절 예민하고 화를 잘 내던 사람이더라도 나이가 들어감에 따라 무뎌지고 원만해지면서 장수 체질로 변하기도 한다. 반면에 자기의 성격을 다스리지 못한 사람은 언젠가 파탄에 이르고 제명을 다하지 못할 수 있다.

분노(憤怒)란 교감신경이 극도로 흥분한 상태를 말한다. 성격이 급하고 매사에 화를 잘 내는 사람은 교감신경의 긴장상태가 자주 일어난다. 이런 생활이 계속되면 과립구가 증가하면서 조직 파괴나 혈액순환 장애 등으로 인한 저체온 상태가 평소에도 지속된다. 그 결과 몸에 큰 부담을 주다가 언젠가는 쓰러지고 마는 것이다.

나 역시 상당히 화를 잘 내는 성격이었다. 그래서 예전에는 빈번히 연구실에서 언성을 높이곤 하였다. 그때마다 주위는 긴장감이 맴돌 수밖에 없었는데, "백혈구는 자율신경의 지배를 받는다"는 자율신경의 백혈구 지배법칙을 발견한 후로는 스스로 자제하여 눈에 띄게 화내는 일이 줄어들었다.

그전까지만 해도 일주일에 한 번 이상이었던 횟수가 차츰 한달에 한 번으로 감소하더니 지금은 전혀 없지는 않지만 일년에 한 번 있을까 말까 할 정도이다.

내가 화를 내지 않게 된 계기가 된 사건은 아직도 생생한 기억으로 남아있다. 그날도 여느 때처럼 연구실에서 언성을 높이고 있었다. 그런데 갑자기 나의 몸이 부들부들 떨기 시작했다. 의사라는 직업의식이랄까 흥미롭다는 생각이 앞서 그 자리에서 혈압을 재보았다. 결과는 놀라웠다. 최고 혈압이 230까지 올랐던 것이다.

흔히 화가 치밀었을 때 온몸이 떨릴 정도라는 표현을 쓰는데, 그 말을 실감할 수 있었던 순간이 아니었나 싶다. 바로 그때, 교감신경의 긴장상태는 극치에 이르렀던 것이다.

✖ 장수의 공로자 '웃음'

분노가 인간에게 미치는 손상으로는 먼저 화를 낸 본인은 물론 그 상대도 마찬가지로 마음의 상처라는 '정신적 피해'를 들 수 있을 것이다. 게다가 분노를 폭발시킨 사람은 혈압이 상승되면서 신체를 좀먹는 '신체적 피해' 또한 피할 수 없다.

나의 경험에서 보면 분노의 엄청난 위력을 경험하게 되는 순간은 대체로 혈압이 200을 넘어섰다. 다시 말해 극도로 화가 치밀어 올랐을 때는 영락없이 위험수위까지 혈압이 치솟았다고 보면 된다.

나는 그 당시 '이대로 두었다가는 언젠가는 죽고 말겠구나' 라는 공포감을 뼛속 깊이 느낄 수 있었다. 순간 혈관이 파열되고 과립구가 증가하여 조직을 파괴하는 과정이 마치 영화의 한 장면처럼 뇌리를 스쳐 지나갔다. 등골이 오싹하리만큼 분노의 끝이 어떨지 상상할 수 있었기에 그 후로는 화를 내는 횟수가 급격히 줄어들었던 것이다.

이와 반대로 인간의 수명을 연장하는 데 도움을 주는 감정이 바로 '웃음' 이다. 웃음은 부교감신경의 우위상태를 불러와 림프구를 증가시킨다. 이는 실험을 통하여 수치적으로도 입증된 엄연한 사실이다. 웃음의 효과는 절대적이며 반응도 빠르다.

일상생활 속에서 늘 웃음을 잃지 않는 사람은 체내에 싹트는 질병의 싹을 부지런히 잘라내는 사람이라고 말할 수 있다.

09

면역력을 향상시키는 생활습관

✕ 몸을 따뜻하게 한다

면역력을 향상시키는 데 기본이 되는 원리는 부교감신경의 우위상
태를 만들어 림프구를 증가시키는 것이다. 이때 핵심은 몸을 따뜻하게
해주는 것이다.

"체온을 따뜻하게 유지하여 혈액순환을 촉진한다" 이것이 바로 건강
한 삶을 영위하는 기본이다.

이를 위해 우리가 가장 먼저 해야 할 일이 있다. 교감신경의 긴장상

태가 지속되는 생활, 다시 말해 부교감신경을 억누르는 생활습관을 재점검하는 것부터 시작해야 한다. 일에 시달려 황폐한 나날을 보내고 있지는 않은지, 걱정거리를 쌓아두고 있지는 않은지, 적당히 스트레스를 해소하고 있는지 등등 자신의 삶을 되돌아보는 시간을 종종 가질 필요가 있다.

교감신경의 긴장상태가 지속되면 저체온, 혈류부전(血流不全)을 일으킨다. 언젠가 한 의사로부터 "유방암이 증가하는 원인 중 하나로, 여성들이 지나치게 꽉 조이는 속옷을 착용하는 것에도 문제가 있다"는 말을 들은 적이 있다. 신체에 지나치게 강한 압박을 가하는 것은 좋지 않다.

또한 식사나 운동, 목욕, 수면 등도 면역력과 밀접한 관계가 있다. 식사와 운동에 대한 내용은 뒤에서 자세히 설명하기로 하고 여기에서는 수면과 목욕에 대하여 간단히 짚어보겠다.

목욕은 몸을 따뜻하게 데우는 가장 손쉬운 방법 중 하나이다. 그런데 림프구를 증가시켜 면역력을 향상시키고자 한다면 몸속까지 충분히 따뜻해지도록 '체온과 비슷한 정도의 온수에 느긋이 몸을 담그는 방법'이 중요하다. 이렇게 하면 몸을 따뜻하게 데워주는 동시에 혈액순환을 촉진시키고 부교감신경을 우위의 상태로 만들어주는 효과도 얻을 수 있다.

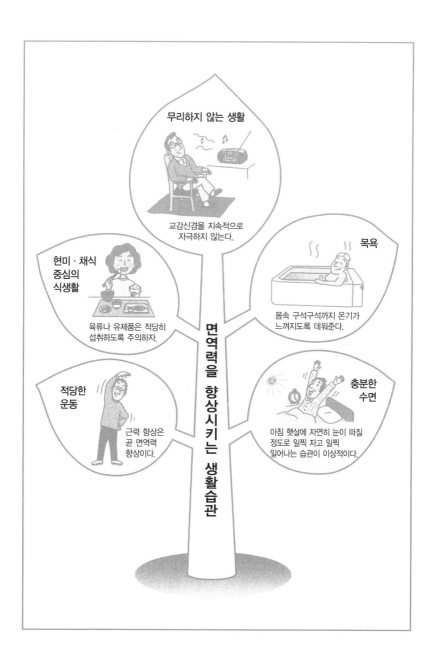

무리하지 않는 생활

교감신경을 지속적으로
자극하지 않는다.

현미 · 채식
중심의
식생활

육류나 유제품은 적당히
섭취하도록 주의하자.

적당한
운동

근력 향상은
곧 면역력
향상이다.

면역력을 향상시키는 생활습관

목욕

몸속 구석구석까지 온기가
느껴지도록 데워준다.

충분한
수면

아침 햇살에 자연히 눈이 떠질
정도로 일찍 자고 일찍
일어나는 습관이 이상적이다.

⊠ 일찍 자고 일찍 일어나는 습관을 가진다

면역력을 좌우하는 요소 가운데 '잠' 또한 중요한 위치를 차지한다. 충분한 시간을 들이는 만큼 시간대도 중요한데, 무엇보다 일찍 자고 일찍 일어나는 습관을 들여야 한다. 자율신경이 작용하는 원리에 비추어 볼 때, 인체는 낮에 깨어있고 밤에 잠드는 주기일 때가 가장 자연스럽고 효율적인 활동을 할 수 있다.

체온은 자율신경의 지배를 받으며 하루 종일 동일한 온도로 유지되지 않는다. 체온이 가장 낮은 때는 아침시간으로 하루의 시작을 알리는 이때에 잠들어있는 동안 우위였던 부교감신경을 대신하여 교감신경이 우위상태로 변한다. 즉, 혈압을 상승시켜 혈류량을 늘리고 하루 동안 활동할 수 있는 몸 상태를 만드는 것이다. 그리고 시간이 경과함에 따라 체온이 상승하고 수면을 취할 때가 되면 다시 교감신경이 우위인 상태에서 부교감신경이 우위인 상태로 이행되면서 신체를 이완시켜 잠들게 한다.

일찍 자고 일찍 일어나는 습관은 자연의 섭리(攝理)와 같다고 할 수 있다. 이러한 습관은 하루 동안의 체내 변화와 수면을 원활하게 연동시키는 데 도움이 된다. 반면에 밤늦도록 깨어있는 생활은 자율신경의 규칙적인 움직임을 저해하여 면역력에 좋지 않은 영향을 미치게 된다.

나는 평소 '일출기상법(日出起床法)'을 실천하는데, 저녁 9시면 잠자리에 들고 일출과 함께 눈을 뜨는 취침법이다. 해가 뜨는 시간을 기준으로 삼기 때문에 이른 여름에는 7시간 정도 수면을 취하게 되고, 해가 짧은 겨울에는 9시간 정도 잠들게 된다. 이만큼 절묘한 수면시간도 없다. 고기온, 저기압인 여름철은 신체에 큰 부담을 주지 않아 다소 수면시간이 모자란 듯해도 생활하는 데에는 충분하다. 그러나 저기온, 고기압인 겨울철은 생물에게는 견디기 어려운 계절로 충분한 수면이 반드시 필요하다.

어디까지나 나에게는 9시에 잠자리에 들 때가 가장 적절한 수면을 취할 수 있는 최상의 시간이다. 하지만 더 짧은 시간 동안 잠들어도 충분히 기분 좋게 눈이 떠진다면 취침시간을 조금 더 늦추는 등 적절히 조절하면 좋을 것이다.

면역력을 높이려면 무리하거나 또는 지나치게 편안한 생활보다는 적절히 뇌와 몸을 자극하여 혈액순환을 촉진시키고 항상 유쾌한 기분으로 지낼 필요가 있다. 그리고 몸을 따뜻하게 하는 생활과 자율신경의 작동구조에 맞추어 일찍 일어나고 일찍 자는 규칙적인 생활습관을 준수하는 데 힘써야 한다. 이러한 방법만으로도 면역력 향상에 상당한 효과를 거둘 수 있다.

10

무조건 따뜻하게 한다고
몸에 좋은 것은 아니다

⊠ 세포 분열과 미토콘드리아

교감신경의 긴장상태 등으로 인하여 체온이 떨어지고 혈류량이 부족하면 세포 속 미토콘드리아가 산소 부족으로 활성(活性)을 잃게 된다. 몸을 따뜻하게 하는 이유 중에는 미토콘드리아의 활성화를 촉진시키려는 의도도 있다.

그런데 체내의 기관 중에는 온도를 따뜻하게 유지하면 기능이 저하되는 곳이 있다. 그 대표적인 예가 정자를 만들어내는 고환(睾丸)이다.

정자를 생산하는 기관처럼 세포 분열이 격렬히 이루어져야 하는 곳은 오히려 열을 식혀 미토콘드리아의 기능을 억제해야 한다.

발암의 원인에 대한 설명부분(129쪽)에서도 언급하겠지만, 20억 년 전 지구 대기 속에 산소가 증가할 무렵의 인류는 아직 세균과 같은 생물체에 불과했다. 그 시기를 살던 우리의 선조들은 별다른 도움이 되지 않는 산소가 대기 속에 증가하면서 생활하는 데 어려움을 겪게 된다.

결국 당(糖)을 이용하여 생명을 유지하던 인류의 선조(해당계 혐기성 세균)는 궁여지책(窮餘之策)으로 동일한 생명체 가운데 산소를 이용하여 에너지를 획득하던 미토콘드리아와 공생하는 방법으로 멸종 위기를 모면할 수 있었다. 이렇게 미토콘드리아는 인류의 선조인 세포에 기생하기 시작한 것이다. 그런데 나는 미토콘드리아가 세포 속으로 들어갈 당시에 분열억제 유전자도 함께 들어와 기생하지 않았을까 추측해 본다.

인류의 선조인 세균이나 미토콘드리아는 원핵세포(原核細胞)라 하여 분열과 증식 기능만 갖춘 원시적인 형태의 단세포 생물체이다. 때문에 미토콘드리아는 자신이 기생할 세포가 모든 영양소를 스스로 분열하는 데에만 집중하느라 정작 자신은 제대로 기능하지 못하고 점차 세력을 잃어 살기 힘들어지지 않을까 염려스러웠던 것이다. 이렇게 시작한 공생생활은 20억 년이라는 유구한 시간이 흐른 지금도 계속되고 있다.

한편 교감신경의 긴장상태가 이어지면서 저체온, 혈류량 부족 등의 현상이 일어나면 미토콘드리아는 산소 결핍으로 생활하는 데에 곤란을 느끼게 된다. 미토콘드리아가 살아가는 데에는 적합한 온도와 충분한 산소가 불가결하기 때문이다.

결국 미토콘드리아는 활성을 잃게 되고 더군다나 핵 속의 분열억제 유전자마저 작동할 수 없게 된다. 바로 이때, 세포가 격세유전(隔世遺傳 : 생물의 생성, 체질 등의 열성 형질이 일대 또는 여러 대를 걸러서 나타나는 유전)을 일으키게 되는 것이다. 즉, 태초부터 지니고 있던 본디의 성질에 눈뜨면서 분열, 증식하기 시작한다.

극한 상황에 처했을 때 분열을 억제하던 정지장치가 완전히 제구실을 못하게 되면서 우리는 암에 걸리는 것이다.

▨ 사람들이 '고환을 따뜻하게 하면 안 된다'고 하는 이유

나는 앞에 서술한 발암 메커니즘의 가설(假說)을 떠올리고서야 비로소 체내에 분열억제 기능을 의도적으로 둔화시키는 구조가 존재한다는 사실을 깨달을 수 있었다. 즉, 암세포뿐만 아니라 우리 몸속에서 활발하게 분열하는 세포들은 모두 미토콘드리아의 기능이 억제되는 저체온, 저산소 상태일 때 분열을 시작한다.

일부러 온도를 낮추고 미토콘드리아의 기능을 억제시켜서 세포 분열을 촉진시키는 구조, 그 대표적인 예로 고환을 들 수 있다. 체내에서 가장 왕성하게 세포가 분열하고 증식하는 곳이 바로 정자를 생산해내는 생식기관이다. 단 1회의 사정(射精)으로 배출되는 정자의 수는 무려 1억여 개에 이른다.

고환은 맨 처음 태아의 배 속에 만들어지지만 높은 온도 때문에 출산 전까지 자연스럽게 아래쪽으로 이동하여 몸 밖에 만들어진 음낭 속으로 옮겨지게 된다. 체내보다 5℃ 정도 온도가 낮은 음낭이 고환에게는 그야말로 기가 막힌 환경인 셈이다.

간혹 체내에 고환이 머물러 있는 잠복고환(潛伏睾丸)이라는 장애를 안고 태어나는 아기들이 있는데 이런 경우 무정자증(無精子症)을 유발할 수 있다. 요컨대 미토콘드리아가 너무 완벽하게 제 기능을 수행하게 되면 정자는 오히려 분열을 하지 못하게 되는 것이다.

예로부터 "고환을 따뜻하게 하면 좋지 않다"는 말이 있는데 이는 곧 미토콘드리아의 기능을 억제하기 위해서였던 것이다.

최근에 화제를 불러 모았던 소민사이(蘇民祭 : 일본 전통축제의 하나로, 이와테 현을 중심으로 개최되는 나체축제)를 시작으로 한겨울이면 알몸을 한 남성들이 주축을 이룬 축제가 일본 전역에서 벌어진다. 이것만 보아도 알 수 있듯이 선조들은 일찍부터 고환을 시원하게 하여 생식능력을 높여야 한다는 이치를 체험을 통하여 알았던 듯하다.

※ 마라톤 선수가 고지 훈련을 하는 이유

고환과 같이 세포 분열이 활발한 조직이 또 있다. 바로 피부와 척수이다.

피부는 외부 세계와 인접하는 조직이기 때문에 다른 부위보다 5℃ 정도 온도가 낮아 미토콘드리아의 기능을 억제시킨다. 일본어에 '어린 아이는 바람의 아이'라는 표현이 있다. 아이 때는 밖에서 찬바람을 맞으며 뛰어놀수록 건강해지는 법이라는 뜻으로 그만큼 차가운 바람이 피부의 분열 반응을 자극하여 피부를 튼튼하게 한다는 것이다.

척수의 경우는 적혈구가 끊임없이 분열하여 증식한다. 마라톤 선수들이 높은 지대를 찾아 훈련을 하는 이유도 바로 적혈구의 증식 때문이다. 산소가 부족한 환경에서 미토콘드리아의 기능을 억제시켜 적혈구의 분열을 촉진시키려는 데 그 목적이 있다.

우리 생활 속에서 밀접한 예를 들자면 안정을 찾아갈 나이인 결혼 적령기의 여성은 체온이 다소 높은 편이며 혈액순환이 원활하고 피부가 얇아 빈혈 증상을 보이는 경우가 많다. 이 또한 미토콘드리아와 관계가 있다고 생각하면 이해가 빠를 것이다.

그런데 미토콘드리아의 기능이 억제된 부위에서는 미토콘드리아의 분열, 증식도 활발하지 못하다. 그 결과 분열이 왕성한 세포에는 미토콘드리아가 적게 기생하고, 분열해서는 안 되는 세포 내에는 미토콘드리아의 수가 많다는 사실을 알 수 있다.

격렬히 분열하는 정자(세포) 1개 속에 존재하는 미토콘드리아의 수는 100개가 채 되지 않는다. 반면 분열하지 않는 뇌신경세포와 심근세포의 경우는 1개의 세포 속에 약 5,000개의 미토콘드리아가 살고 있다. 암세포 내의 미토콘드리아 수가 극히 적다는 사실도 이미 잘 알려진 바이다.

11

우리 몸이 외치는 소리를 들어라

▨ 자율신경의 작용을 몸소 느낄 줄 알아야 한다

"몸이 외치는 소리를 들어라!" 이는 곧 우리 몸에 나타나는 현상을 통하여 자율신경의 움직임을 감지하라는 뜻이다.

생명체에는 스스로 치유하고자 하는 힘이 내재되어 있다. 평소 내 몸에 나타나는 이상에 주의를 기울이다 보면 적시(適時)에 치유력이 발휘되도록 도울 수 있다.

예를 들어 교감신경의 긴장상태가 계속되고 무리한 생활이 이어진다고 느꼈다면 긴장을 이완시켜 부교감신경을 우위상태로 이끌려고 힘쓸 것이다. 그로 인해 아무리 고통스러운 증상이 나타나더라도 부교감신경으로 인한 치유반응(治癒反應)이라는 점을 이해한다면 서둘러 약을 복용하기보다 찬찬히 그 변화를 지켜보는 여유도 생길 것이다.

무리를 하면 제일 먼저 나타나는 증상이 어깨 결림이다. 계속되는 교감신경의 긴장상태로 인하여 근육의 긴장이 풀릴 틈이 없기 때문이다. 나아가 근육의 긴장은 혈액순환장애와 저체온의 원인이 된다.

특히 어깨나 목 부위의 근육이 자주 결리는 이유는 사물을 똑바로 바라보려면 머리가 고정되어야 하는데 이때 가장 많이 사용되는 조직이 바로 목과 어깨 부위의 근육이기 때문이다. 이렇게 항상 긴장상태를 유지해야 하는 부위에 교감신경의 우위상태가 근육에 긴장을 일으켜 손상을 입게 되는 것이다.

어깨 결림이라고 가벼이 생각해서는 안 된다. 증상이 나타날 때마다 반드시 심신을 이완시켜 부교감신경이 우위인 상태가 되도록 균형을 잡아주어야 한다.

⊠ 얼굴빛이 홍조를 띠거나 창백해지는 이유

무리를 하면 안색이 나빠지는데, 얼굴 또한 자율신경의 변화를 여실히 보여주는 부위 중 하나이다.

화를 내거나 긴장을 하면 얼굴이 홍조를 띤다. 그 이유는 교감신경 반사작용에 따른 혈액의 울체(鬱滯) 때문이다. 또 어깨 결림이 심하면 얼굴이 달아오르거나 머리가 무거워질 때가 있다. 이는 뇌의 혈액순환이 제대로 이루어지지 않고 막혀 있다는 증거이다.

뇌에 공급되는 혈액은 동맥을 통하여 전달된다. 이때 다소의 근육 긴장이 일어나도 동맥의 기세 덕분에 혈액에는 그다지 큰 영향을 미치지 않는다. 반면 뇌 속을 빠져 나가는 혈액은 정맥을 통과하는데, 정맥의 경우 근육 긴장의 압박을 받으면 곧바로 혈액순환장애를 일으킨다. 그래서 울체가 발생하는 것이다.

또 얼굴색이 창백해질 때가 있다. 이 경우는 교감신경이 흥분하면서 동맥까지 압박하여 뇌에 공급되는 혈류를 방해하기 때문이다.

감기에 걸리면 열이 난다. 이는 부교감신경이 바이러스 등의 외적에 대항하여 면역 기능과 대사 기능을 높여 교전(交戰) 태세를 갖출 때 나타나는 반응이다. 체온이 상승하면 림프구가 증가하고 체온이 저하되면 림프구가 감소한다. 기온이 낮은 곳에서 깜빡 졸기라도 하면 금방 목이 칼칼해지는 등 감기 기운을 느낄 때가 있다. 체온이 떨어지면서 림프구가 급격히 감소하여 목의 점막에 달라붙어 있던 바이러스의 침입을 막지 못하여 일어나는 현상이다.

여하튼 기침, 구토, 설사 등이 일어나는 이유는 모두 외부로부터 침입한 적과 싸우거나, 적을 다시 몸 밖으로 내보내려는 부교감신경의 치유반응이다. 이러한 부교감신경의 반사작용을 약으로 다스려 치료하려는 생각은 무지(無知)의 극치가 아닐 수 없다.

내 몸의 변화를 있는 그대로 귀담아 들을 수 있게 되었을 때 비로소 장수하는 삶의 첫발을 내딛었다고 보면 될 것이다.

12

원시인 체조로
면역력을 향상시키자

☒ 운동으로 면역력이 강한 체질을 만들자

적당히 신체를 자극하는 운동이야말로 장수하는 비결이라 할 수 있다. 몸을 움직이면 혈액순환이 좋아지고 몸이 따뜻해진다. 동시에 근육을 자극하여 열을 발생시키기도 한다.

열에너지의 대부분은 음식물을 통해서 얻어지지만 근육을 자극할 때도 열이 발생한다. 따라서 운동으로 체내에 열원(熱源)을 만드는 효과도 얻을 수 있다.

또한 운동을 통한 근육 단련은 노후의 병을 예방하는 차원에서도 효과적이다. 몸을 따뜻하게 하면 면역력이 좋아지기 때문에 적당한 운동은 '죽을 때까지 무병장수' 하는 비법이나 마찬가지이다.

나에게 있어서 '마음 내킬 때 할 수 있는 밭일'은 가장 효과적인 운동이라 생각한다. 그러나 현대를 사는 도시인들에게는 그러한 여건이 허락되지 않는다. 그래서 간단한 체조를 익혀두고 매일 규칙적으로 하는 방법을 권하고 싶다.

⊠ 누구나 쉽게 할 수 있는 원시인 체조

누구나 쉽게 따라할 수 있는 효과적인 '원시인 체조'를 소개하고자 한다. 나는 하루도 거르지 않고 국민체조와 함께 다음의 ①~④까지의 원시인 체조를 매일 10회씩 3번 반복한다. 이 4가지 체조로 대부분의 신체 부위를 단련할 수 있다.

이 체조를 매일 꾸준하게 지속하면 혈액순환이 원활해져 체온이 상승하고 적당한 근육도 유지할 수 있을 것이다. 면역력도 현저히 향상된다. 간단한 동작이므로 마치 원시인이 되었다고 생각하고 시도해 보기 바란다.

간단하고 효과적인 원시인 체조

① 8자 체조

다리를 어깨넓이로 벌리고 팔을 들어 공중에서 8자를 그린다.

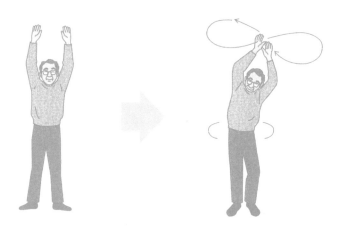

② 팔 흔들기 체조

다리를 어깨넓이로 벌리고 팔을 앞뒤로 흔든다. 팔이 뒤쪽으로 향할 때 힘을 주고 그 반동으로 앞쪽으로 이동할 수 있도록 한다. 저울의 추를 연상하면 된다.

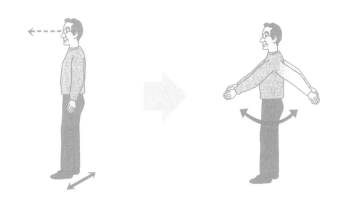

③ 다리 굽혀펴기 운동

율동감 있게 무릎을 굽혔다 펴는 동작이다. 사이사이 고관절을 벌린 채 굽혀 펴는 동작을 가미하면 더욱 효과적이다.

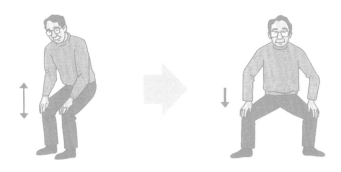

④ 흔들흔들 체조

율동감 있게 무릎을 굽혀 펴기 하면서 허리를 좌우로 흔들고 양손은 번갈아가며 엉덩이를 쓰다듬는다.

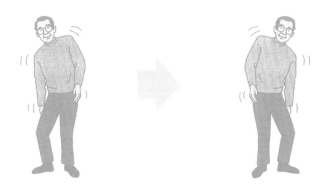

① 8자 체조

먼 옛날 인류가 두 발로 걷기 전에는 두 팔을 뻗어 나무에 매달려 생활하는 시간이 많았을 것이다. 하지만 두 발로 서기 시작하면서 팔을 위로 올리는 동작을 취할 일이 거의 없어졌다.

앞의 그림처럼 마치 원시인이 된 듯 두 팔을 들어 8자를 그리며 몸을 흔들어주면 전신의 근육에 영향이 미치는 것을 느낄 수 있을 것이다. 이 동작은 단순한 팔운동에 그치지 않고 비틀어주는 동작이 가미되어 전신을 자극하는 효과를 얻을 수 있다. 즉, 효율적으로 근육을 단련시키는 운동인 셈이다. 나는 이 체조를 시작하고 나서 체중은 그대로 유지하면서 상당량의 체지방을 줄일 수 있었다.

② 팔 흔들기 체조

다음은 8자 체조로 뻐근해진 팔을 풀어주는 동작이다. 이 동작은 상반신을 단련시키는 효과가 있다. 상반신의 근육은 의도적으로 자극하지 않으면 좀처럼 움직일 기회가 없는 부위이다. 따라서 팔을 흔들어 견관절(肩關節)을 움직이면 상반신의 혈액순환이 촉진되어 어깨 결림 등을 예방할 수 있다.

③ 다리 굽혀펴기 운동

무릎관절은 다리의 중추나 다름없는 부위이다. 무릎운동은 관절의 움직임을 부드럽게 하는 작용을 한다. 노인들이 병든 생활을 하게 되는 원인으로 노화로 인한 무릎관절의 변형을 들 수 있는데, 이를 예방하는 차원에서도 다리 굽혀펴기 운동은 중요하다.

뻣뻣해진 무릎관절 때문에 동작하는 데 힘이 든다면 목욕을 하면서 욕조에 몸을 담근 상태로 굽혔다 펴는 동작을 반복해 보자. 무릎 부위를 따뜻하게 하는 동시에 운동도 할 수 있어 일석이조(一石二鳥)의 효과를 얻을 수 있다.

④ 흔들흔들 체조

마지막 동작은 허리운동이다. 마치 한때 유행한 디스코를 연상케 하는 동작이다. 핵심은 율동적으로 허리를 틀어주는 데에 있다. 이 동작은 허리의 근육을 자극하여 요통 등을 예방하는 효과가 있다.

나의 경우에는 ①~④의 체조에 추가하여 손힘을 단련하는 운동도 거르지 않고 있다. 하루 중 대부분의 시간을 보내는 연구실에서 틈틈이 악력기로 근력운동을 한다. 내가 악력운동을 하게 된 이유는 원시인은 현대인보다 훨씬 강한 손힘을 지녔음에 틀림없다는 직감 때문이었다. 내가 이 운동을 시작한 지 얼마 안 되어서 "손힘의 강도와 치매는 반비례한다"는 내용의 신문기사가 보도되었는데 그 기사를 읽으면서 내심 내 생각이 틀리지 않았음을 확신할 수 있었다.

13

스트레스 해소 때문에
과민해질 필요는 없다

✖ 스트레스 해소를 위한 노력이 스트레스가 된다

생활 속에서 스트레스를 쌓아두지 않도록 주의를 기울이는 건 매우 바람직한 자세이다. 그러나 지나치게 건강을 중시하여 한시도 경계 태세를 늦추지 않는 생활이란 상상만 해도 답답함이 옮아오는 듯하다.

나는 오래전부터 스트레스 해소 차원에서 자주 산책을 해왔다. 하지만 요즈음은 일부러 나서는 일이 뜸해졌다. 어느 날 문득 주위 사람들의 표정이 그다지 즐거워 보이지 않는다는 생각이 들고부터 산책을 그만두게 된 것이다.

꽤 오래전부터 많은 사람들이 건강을 위하여 산책을 하였다. 특히 빠른 걸음이 혈압 강하(降下)에 효과적이라는 연구결과가 알려지면서 크게 유행을 하게 되었다. 그런데 공원 등을 나가보면 산책을 하는 사람들의 표정이 하나같이 지루함이 묻어나고 비장함마저 느껴진다. 그저 묵묵히 앞만 보고 걷는 로봇처럼 여유란 찾아볼 수 없다. 아무래도 무의식적으로 걷게 되는 단조로움이 원인인 듯싶다.

말없이 앞만 바라보고 걷는 사람들을 보고 있자니 오히려 숨이 막히는 듯하여 산책에 대한 열의가 단번에 식어버리고 말았다. 그래서 요즘은 산책 대신 이른 아침 쓰레기를 내놓는 일로 하루를 시작한다. 종류별로 분류한 다음 쓰레기 집하장에 갖다놓는 게 나의 첫 일과이다. 그리고 출근 전까지 남은 시간에는 집 주변을 청소한다.

잡초가 무성해질 무렵이면 풀 뽑는 일에 열정을 쏟기도 한다. 간혹 너무 집중한 나머지 집 앞 공터로까지 범위를 넓힐 때도 있다. 이렇게 뽑아낸 잡초는 퇴비용 통에 넣거나 땅 속에 묻어 토양을 기름지게 하는 데 이용한다. 이쯤 되면 운동량도 상당하여 적잖이 온몸에 땀이 배어나올 정도이다. 일을 마치고 나서는 기분 좋게 샤워를 하고 아침 식사를 한 다음 연구실로 향한다.

나는 어릴 적부터 칭찬에 약하여 어머니의 '잘한다' 는 말 한마디가 듣고 싶어 마당청소를 도맡아 하던 아이였다. 본디부터 단순했던 성격은 지금도 변함이 없는가 보다. 어떻게 그 많은 일을 매일 아침 할 수 있느냐고 의아해할 수도 있다. 하지만 눈 뜨는 동시에 바로 시작하기 때문에 직장이며 학교로 나서는 사람들로 부산해질 무렵이면 다 끝마칠 수 있다.

이러한 일에 부끄럽다는 생각을 해본 적은 없지만 사람들이 지나다니지 않는 한적한 시간대에 하는 편이 집중도 되고 시선도 신경 쓰이지 않아 마음 편히 할 수 있다. 남의 눈을 의식하지 않고 손을 부지런히 움직이면서 잡초를 뽑으며 무심결에 가요 한 구절이라도 흥얼거리다 보면 기분전환이 되기도 한다.

만일 매일같이 일정 시간을 산책에 할애할 수 있다면 이제껏 투자했던 시간을 반으로 줄이고 남은 시간에 뇌와 손끝을 동시에 사용할 수 있고 더군다나 즐길 수 있는 소일거리를 병행하도록 권하고 싶다.

❂ 때로는 몸에 부담을 주는 일도 도움이 된다

아무리 좋다는 운동도 고행 중인 수도승(修道僧)과 같은 마음가짐으로 임한다면 역효과를 부를 수 있다. 더구나 스트레스를 해소하겠다고 마치 수도승이라도 된 양 고행을 감내한다면 오히려 스트레스를 쌓는 결과를 부를 것이다. 그러나 가끔은 몸에 다소 부담이 되는 '악행(惡

行' 도 가미하면서 숨통을 틀 수 있는 여유를 부릴 필요가 있다.

나에게 있어서 다소의 악행이란 맘껏 술을 마시는 일이다. 물론 소위 말하는 필름이 끊길 정도의 폭음(暴飮)이 아닌 약간의 과음(過飮)을 할 때가 종종 있다. 이것조차 절제한다면 삶의 의미를 되묻고 싶어질지 모른다.

또 본업이라 할 수 있는 논문 작성도 다소의 악행이라 볼 수 있을 것이다. 가급적이면 무리하지 않도록 신경을 쓰면서도 한번 빠져들기 시작하면 몇 시간이고 책상머리를 떠날 줄 모르기 때문이다. 꼬리에 꼬리를 물고 떠오르는 생각들을 바로 옮겨 적지 않으면 기억에서 사라져 버릴 것만 같은 불안감에 사로잡혀 좀처럼 멈출 줄을 모른다.

결국 일단락 짓고 나면 피곤이 물밀듯이 밀려온다. 눈의 피로는 물론 구부정한 자세로 장시간 작업을 하다 보니 어깨 결림 등과 같은 통증도 만만치 않다. 그렇지만 가끔은 이 정도의 부담을 주는 편이 신체의 저항력(抵抗力)을 키우는 데 도움이 된다.

몸에 좋다는 것에 집착하며 스트레스를 극단적으로 기피하다 보면 오히려 다소의 자극에도 과민반응을 보이게 되고 결국 스트레스에 대한 내성(耐性)을 잃게 된다.

14

즐겁고 기분 좋다고 느끼는 감정이 중요하다

▨ 기분이 좋아지고 즐거울 수 있어야 한다

현대인에게 흔한 정신적 스트레스는 본디 현실과 이상의 차이에서 오는 괴리감 때문에 찾아오는 것이다. '하는 수 없지'라며 웃어넘길 수 있는 사람이 있는가 하면 '어떻게 이럴 수가'라며 고통의 나락(邪落)으로 빠져버리는 사람도 있다. 이처럼 같은 상황에서도 스트레스를 느끼는 정도는 하늘과 땅 차이만큼이나 크다.

사고방식을 전환하거나 감정을 조절하는 방법을 익힌다면 다소 스트레스를 경감시킬 수 있다. 성격에 따라서 하루아침에 마음가짐을 바꾸기란 좀처럼 어려운 사람도 있기 마련이다. 그렇지만 무엇보다 중요한 건 스트레스가 누적되면 교감신경의 우위상태가 이어져 결국 병을 자초하고 만다는 사실이다. 따라서 부교감신경의 자극을 통하여 몸을 이완시켜 스트레스를 해소해야 한다.

스트레스를 해소하는 방법은 다양하다. 어떤 방법이 내게 적합할지는 자신의 감성에 맡길 수밖에 없다. 뇌가 기분이 좋다거나 즐겁다고 느낄 수 있는지가 중요하다. 일반적으로 혈액순환을 촉진하는 방법들이 스트레스 해소에 도움이 된다. 그렇다면 혈액순환 촉진작용을 판단하는 기준은 무엇일까? 그것은 스스로 '기분이 좋다', '즐겁다' 라고 느낄 수 있느냐에 달려 있는 것이다.

✖ 자신에게 맞는 스트레스 해소법을 찾아라

나의 경우 휴일이면 찾아가는 찜질방과 저녁식사 전에 음악을 들으며 홀짝거리는 약주 한 잔이 최상의 스트레스 해소법이다. 식사 준비가 완료되는 동시에 끝을 맺는 한 시간여 남짓한 치유의 시간이야말로 나에게는 극락세계나 마찬가지인 것이다.

30대, 40대 때는 장기나 바둑을 두는 게 취미였다. 하지만 눈이 피로하다는 이유로 요즘은 그만두게 되었다. 장기든 바둑이든 두어 차례 연거푸 두다보면 서너 시간은 눈 깜짝할 사이에 지나가 버린다. 그 사이에 계속 판만 뚫어져라 바라보고 있으니 당연히 피곤할 수밖에 없다. 직업상 글을 쓰는 일이 많아 더 이상 눈을 혹사해서는 안 되겠다는 생각에 지금은 멀리하게 되었다.

이런저런 이유로 50대에 접어들면서부터 가만히 앉아있는 것보다 몸을 움직일 수 있는 취미로 전환하게 되었다. 즐거운 마음으로 몸을 움직이다 보면 혈액순환이 촉진되고 나아가 기분도 상쾌해진다. 여름이면 수영을 즐기기도 한다. 바다와 인접한 지역에 살고 있는 덕분에 아침에 한 차례 정도 헤엄을 치고 나서 출근할 때도 있다. 이른 아침 차가운 바닷물을 가르며 나아갈 때의 뼛속까지 시려 오는 기분이란 이루 말할 수 없다.

3장

무병장수를 위한 식사법

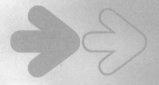

15

소식을 하면
건강하게 오래 살 수 있다

▨ 저체온, 저백혈구 상태의 소식주의자들

누구든지 나이가 들면 젊었을 때보다 식욕이 저하되고 체중도 감소하기 마련이다. 극히 소량의 음식물만으로 생활하는 경우도 드물지 않다. 결론부터 말하자면 건강한 사람이 최소한의 필수 영양소만 섭취한다면 체중은 줄어들겠지만 무병장수할 수 있게 된다.

건강에 대한 개념은 크게 두 가지로 나뉜다.

하나는 적당히 근육이 붙고 36.5℃ 전후의 체온과 높은 수준의 면역력을 유지하는 상태를 말한다. 내가 주장하는 건강한 삶의 기본 유형도 바로 이것이다. 내가 계속 건강을 유지할 수 있는 이유도 바로 이러한 생활습관을 지켜 왔기 때문이다.

또 하나는 소식생활의 확산에 앞장서고 있는 고다의원의 고다 미쓰오(甲田光雄) 의사의 설이다. 고다 미쓰오 의사는 소식요법(小食療法)을 이용하여 난치병을 치료하는 내과의로 유명하다. 그의 주장에 따르면 소식을 하고 저체온일 때를 건강한 상태로 본다고 한다. 소식생활을 지속하다 보면 체중은 줄어들지만 어느 시기가 되면 얼굴과 피부에 혈색이 돌고 저체온이면서도 건강한 영역에 도달한다는 것이다.

현미와 채식 중심의 매크로바이오틱(macrobiotic) 건강식을 엄격히 실천하는 사람들은 마른 체형이 특징인데, 이들이 매우 건강하다는 점으로 미루어볼 때 소식주의와 일맥상통하는 부분이 있는 듯하다.

소식주의자들의 체온은 36℃ 전후로 일반인들보다 약간 낮은 편이다. 그래서 추위를 탈 것 같지만 실은 정반대로 더위를 못 참는다. 그 이유는 이들이 느끼는 체감 온도가 실제 온도보다 약간 높은 경향을 띠기 때문이다.

나와 소식에 대한 의견을 주고받던 할머니도 소식주의자들과 같은 체질이었다고 한다. 그분은 임종할 때까지 큰 병 한번 앓아본 적이 없을 정도로 건강하게 살다가 93세에 돌아가셨다.

여기서 우리가 주목할 점은 본디부터 식사량이 많지 않던 사람이 여

든을 넘기면서 현저하게 소식을 하게 되었고 저녁도 익힌 야채와 두부, 생선회 한두 점 정도만 먹는 생활을 계속하였다는 것이다. 그리고 더위를 무척 타서 겨울에도 옷을 얇게 입고 선풍기를 틀어놓을 때도 종종 있었다는 것이다.

또 소식주의자들의 백혈구 수치는 놀라울 정도로 낮다. 일반인의 경우 5,000~6,000/㎕(마이크로리터 : 100만 분의 1ℓ) 정도인데 반하여 소식주의자들은 2,000/㎕ 정도에 그친다. 언뜻 그다지 건강에 도움이 될 것 같지 않은 수치이지만 극히 건강한 상태임에는 틀림없다.

체중이 줄어들면 백혈구 수치도 줄어드는데 소식주의자의 경우는 그 한계 수치까지 떨어지는 셈이다. '저체온이면서 저체중인 상태'이는 곧 인체가 더 이상 보호가 필요 없을 정도로 완벽한 경지에 이른 상태를 말하는 것이다.

체내에 갖추어진 궁극의 재활용 시스템

하지만 매일같이 만복감을 느낄 정도로 식사를 하던 사람이 갑자기 소식주의자가 되기는 쉽지 않다. 완벽한 소식주의자가 되기까지는 우리 몸이 조금씩 그러한 생활에 익숙해질 수 있도록 적응하는 기간이 필요하다. 시간적 여유를 두지 않고 급하게 몰아붙이면 심한 허탈감을 느끼고 그만 좌절하고 만다. 적응기는 약 반년에서 일년 정도로 잡는 편이 바람직하고 이 기간 동안 서서히 식사량을 줄여가야 한다.

평균적인 하루 섭취량이 약 800kcal 정도의 수준이 될 때까지를 최종 목표로 삼는다. 나이가 들어 자연히 식사량이 줄어든 상태라면 조금 더 수월하게 적응할 수 있을 것이다. 영양분 섭취량이 800kcal 정도까지 줄어들면 더 이상 체중이 떨어지지 않는 경계선이 보이기 시작한다. 체중 감량의 한계에 이르는 것이다. 때로는 이 지점에 도달하고 나서 조금씩 체중이 늘어나는 사람도 있다.

일반적으로 알려진 기초대사량이 1,200kcal라는 점을 고려하면 이렇게 적은 양만 먹고도 과연 일상생활을 유지할 수 있을지 의문이 생긴다. 그런데 우리 몸은 체내로 흡수되는 영양분의 양이 극단적으로 줄어들면 자동적으로 장내 세균을 이용하여 식이성 섬유를 최대한 재활용하는 영양분 재생 구조를 구축하게 된다. 더욱이 대식세포는 대부분의 체내 노폐물을 체외로 배설하지 않고 장벽으로 흡수시켜 재이용될 수 있도록 돕는 역할을 한다. 한마디로 체내에 완벽한 절약형 재활용 시스템을 갖추게 된다.

이쯤 되면 거의 선인(仙人)의 경지에 이르렀다고 보아도 무방하다. 즉, 소식주의자들이 장수하는 이유는 선인의 생활습관을 본받았기 때문인 것이다. 이는 마치 선종(禪宗)을 믿는 승려가 매우 적은 양의 채식만으로도 혈색이 좋고 건강하게 살 수 있는 이유와 같다. 이 지구상에 식량 위기가 닥쳐도 이들만큼은 평소와 다를 바 없이 건강하게 살아갈 수 있으리라.

한편 거식증(拒食症)에 걸린 사람 중에 간혹 뜻하지 않게 선인의 경지에 오르는 경우를 볼 수 있다. 거식증 상태가 안정기에 이르면 어느 시기부터 선인의 풍모를 지니게 되는 것이다.

거식증에 걸린 사람은 선인의 경지에 오르기 전에는 피부색이 검고 칙칙하며 맥도 빨리 뛸 뿐만 아니라 툭하면 화를 내고 부모에게 반항하기 십상이다. 그러면서 차츰 뼈만 남은 초췌한 모습으로 변해간다. 그런데 어느 시기에 이르러 피부색이 맑아지고 생기가 감돌며 성격도 온화하게 변하는 사람이 있다. 바로 소식에 적응하기 시작했다는 증거이다.

나 역시 이 세상을 마감하는 전까지 조금씩 식사량을 줄여가며 선인에 견줄 만한 절약형 체질로 변할 수 있기를 소망한다.

16

무병장수를 위한 이상적 식품,
식이성 섬유

**⊠ 몸을 따뜻하게 하고 정장작용을 하는 음식물을
섭취하자**

음식물은 신체의 조직을 생성할 뿐만 아니라 인간이 활동하는데 필
요한 열에너지를 만드는 재료가 된다. 체내에서 충분한 열에너지를 생
산해내지 못하면 체온이 떨어지고 신진대사와 같은 생명 유지를 위한
체내 활동이 순조롭게 이루어지지 못한다. 면역력도 제 실력을 발휘할
수 없게 된다.

또한 음식물 가운데 소화가 더딘 음식물을 섭취하면 장운동이 서서히 이루어지기 때문에 부교감신경을 자연스럽게 자극할 수 있고 림프구도 증가한다.

따라서 평소 몸을 따뜻하게 유지하고 정장작용(整腸作用)을 하는 음식물, 장운동을 촉진하는 음식물을 섭취하면 일상적인 식사만으로 면역력을 향상시켜 무병장수할 수 있는 것이다.

요즘 들어 일본인은 서구화된 식습관 때문에 셀 수 없을 만큼 다양한 생활습관병에 노출되어 살아가고 있다. 반면 건강한 생활을 선호하게 된 서양인들은 일본의 전통식에 주목하기 시작했으니 차마 웃지 못할 상황이 아닐 수 없다.

현대를 살고 있는 일본인의 식생활을 살펴보면 동물성 지방과 단백질은 풍부한데 반하여 식이성 섬유는 매우 부족한 편이다.

조몬시대(繩文時代 : 일본의 선사시대 중 기원전 13,000년경부터 기원전 300년까지의 기간)에는 하루 동안 섭취하는 식이성 섬유의 양이 70~80g 정도였다고 한다.

그런데 요즘은 하루 섭취량이 16g 정도이다. 특히 생활습관병 요주의 대상자를 상대로 한 조사에서는 하루 섭취량이 12g도 미치지 못한다는 결과가 나왔다.

✕ 식이성 섬유는 부교감신경을 자극하는 역할을 한다

식이성 섬유를 충분히 섭취해야 한다는 사실은 다들 잘 알고 있지만, 식이성 섬유가 우리 몸에 어떻게 좋은지에 대해서는 여전히 인식이 부족한 듯하다.

식이성 섬유의 작용은 일반적으로 잘 알려진 배변을 유도하고 체내 노폐물의 배설을 돕는 데에 그치지 않는다. 이보다 더 중요한 역할은 장내 세균의 먹이가 된다는 것이다. 식이성 섬유를 공급받지 못하면 장내 환경은 해로운 균의 장악으로 악화되고 만다.

또한 식이성 섬유는 서서히 소화되는 성질이 있다. 특히 식이성 섬유가 풍부하게 함유된 우엉과 같은 뿌리채소와 버섯류는 장 속을 서서히 통과하기 때문에 장의 연동운동을 촉진시켜 자연스럽게 부교감신경을 자극하는 효과를 얻을 수 있다.

이와 반대로 장내 환경을 저해하는 음식물은 지방질이 많은 고기류이다. 더구나 장 속에 해로운 균들이 우글거리는 상황이라면 이들 균 때문에 고기 성분이 부패하여 최악의 환경을 조성하게 된다.

무병장수를 꿈꾼다면 장내 환경만큼은 무슨 일이 있어도 쾌적한 상태를 유지해야 한다. 이는 대장암을 예방하는 효과도 얻을 수 있지만 무엇보다 장이 면역 기능을 담당하는 보루(堡壘)나 다름없는 중요한 기관이기 때문이다.

대부분의 림프구는 장에서 생산된다. 그렇기 때문에 장내 환경이 악화되면 면역력에 크나큰 악영향을 미치게 되는 것이다. 따라서 식사를 통하여 장내 건강을 유지하는 것이야말로 면역력을 향상시켜 장수하는 지름길이라고 할 수 있다.

17

야채 중심의 식사는
미토콘드리아의 에너지원이다

⊠ 야채는 체내 호흡을 활성화한다

야채를 싫어하는 사람들은 "비타민제가 있는데 굳이 좋아하지도 않는 야채를 먹을 필요가 있느냐?"고 반문한다. 하지만 야채가 단순히 비타민과 식이성 섬유를 제공하는 데 그치지 않고 실은 더 중요한 임무를 수행하고 있다는 사실을 우리는 알아야 한다. 즉, 체내에서 에너지를 생성하는 데 없어서는 안 되는 칼륨 성분을 야채를 통하여 섭취할 수 있기 때문이다.

우리가 생명을 유지할 수 있는 이유는 세포 내 미토콘드리아가 산소를 이용하여 에너지를 생산해내기 때문이다. 간략하게 설명하자면 미토콘드리아는 자신의 세포를 발전기(發電機) 삼아 에너지를 만들어내

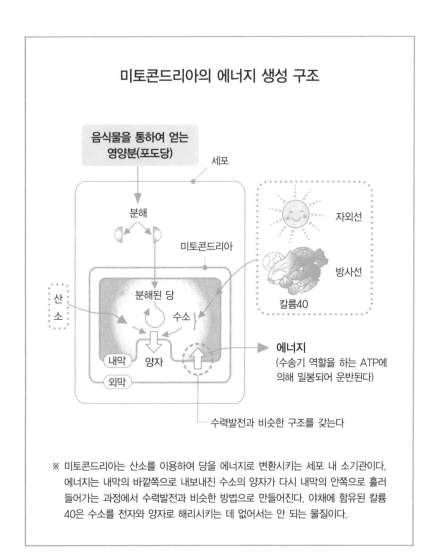

미토콘드리아의 에너지 생성 구조

음식물을 통하여 얻는
영양분(포도당)

세포

분해

미토콘드리아

자외선

방사선

칼륨40

산소

분해된 당

수소

내막　양자

외막

에너지
(수송기 역할을 하는 ATP에
의해 밀봉되어 운반된다)

수력발전과 비슷한 구조를 갖는다

※ 미토콘드리아는 산소를 이용하여 당을 에너지로 변환시키는 세포 내 소기관이다.
에너지는 내막의 바깥쪽으로 내보내진 수소의 양자가 다시 내막의 안쪽으로 흘러
들어가는 과정에서 수력발전과 비슷한 방법으로 만들어진다. 야채에 함유된 칼륨
40은 수소를 전자와 양자로 해리시키는 데 없어서는 안 되는 물질이다.

는 구조를 갖추고 있다. 이렇게 생산된 에너지는 곧바로 사용되지 않고 산소의 힘을 빌려 ATP(adenosine triphosphate)라는 물질로 변한 다음 이용된다.

미토콘드리아가 '발전(發電)'을 할 때 필요한 물질이 칼륨이다. 에너지를 만들어내려면 영양소에서 얻어낸 수소 원자를 전자(electron)와 양자(proton)로 해리시켜서 사용해야 하는데, 스스로 전자와 양자를 분해할 수 없는 수소는 외부로부터 작용하는 어떠한 힘이 필요하다. 이 힘이 바로 자외선과 방사선이다.

✖ 미토콘드리아의 활동을 촉진하는 칼륨40

따스한 햇살 아래에서 일광욕을 즐기고 나면 기운이 샘솟고 기분도 좋아진다. 이는 자외선(일종의 방사선)이 체내 에너지 생산을 촉진시키기 때문이다. 그런데 체외에서 흡수되는 자외선보다 체내로 들어가 직접적이면서 단번에 수소 원자에 작용할 수 있는 힘이 있다면 효과는 두말이 필요 없을 것이다.

이런 힘을 가진 물질이 바로 '칼륨40'이다. 칼륨40이란 질량수가 40인 칼륨으로 방사성 동위원소를 말한다. 이것은 미량의 방사선을 방출하면서 분해되는 성질이 있다. 그래서 수소 원자를 분리시키는 작용을 하게 된다. 야채나 과일을 섭취했을 때 상쾌해지는 이유가 바로 체내 호흡이 촉진되기 때문이다.

체내 호흡이 도대체 무엇인지 궁금할 것이다. 정확히 설명하자면 미토콘드리아가 세포 내에서 산소를 이용하여 에너지를 생성하는 과정을 호흡이라 한다. 따라서 우리가 흔히 말하는 호흡은 산소를 들이마셔서 미토콘드리아에게 공급하는 과정을 의미하는 광의(廣義)의 호흡이었던 것이다.

참고로 칼륨40은 방사선을 방출하며 분해된 다음 칼슘이 된다. 그러므로 굳이 우유를 마시지 않아도 야채나 잔 생선 등을 섭취하면 체내에 필요한 칼슘을 충분히 섭취할 수 있게 되는 것이다.

요즈음 아키타(秋田) 현의 타마가와 온천이나 돗토리(鳥取) 현의 미사사 온천처럼 라듐 방사능 온천이 인기를 끌고 있다. 그런데 방사능이라는 말만 들어도 위험하지 않을까 생각하는 사람들이 있을 수 있다. 분명 다량의 방사능에 노출되면 생명까지 빼앗아갈 만큼 위험하다. 하지만 적당한 양의 방사능은 우리 몸에 원기(元氣)를 불어넣는 작용을 한다.

18

아이들은 왜 편식을 하는가

▨ 아이들은 부교감신경 체질이다

흔히 편식(偏食)을 하는 아이는 몸이 허약하여 무병장수할 수 없다고 생각하기 쉽지만 이는 아무런 근거도 없는 일종의 설에 지나지 않는다. 물론 야채에 손도 대려 하지 않는다거나, 고기나 생선은 쳐다보지도 않는다면 문제가 될 수 있다. 그러나 다른 식품으로 대체하여 필요한 영양소만 제대로 섭취할 수 있다면 걱정하지 않아도 된다. 간혹 아이의 편식습관을 고쳐 보려고 동분서주하는 어머니들이 있는데, 그 정도로 예민하게 대처할 필요는 없다는 것이다.

아이들은 피망이나 당근처럼 개성이 강한 야채 종류나 초절임, 또는 고추냉이처럼 자극이 강한 향신료, 쓴맛을 내는 식품을 싫어하기 마련이다. 물론 그렇지 않은 아이들도 있지만 말이다. 어찌 보면 신기하기도 하다. 그런데 아이들의 이런 반응에는 합당한 이유가 있다.

아이들은 엄청난 기세로 성장한다. 그래서 이 시기에는 더 많은 성장 에너지를 흡수할 수 있도록 자율신경이 부교감신경쪽으로 크게 편중된 상태를 유지하게 된다. 아이들의 편식은 이러한 생체리듬에 따른 극히 자연스러운 반응인 것이다.

✺ 아이들이 피망을 싫어하는 이유

자율신경은 기본적으로 부교감신경이 지나치게 우위일 때면 교감신경을 자극할 수 있는 무언가를 이용하여 심신에 생기를 불어넣는 기능을 갖추고 있다. 당연히 교감신경이 지나치게 우위일 때면 부교감신경을 자극하여 심신을 이완시킨다.

그런데 아이 시절처럼 부교감신경쪽으로 지나치게 편중된 상태에서는 교감신경을 과도하게 자극하는 물질에 대하여 '싫다', '불쾌하다' 라고 느끼는 경향이 있다. 이처럼 교감신경을 자극하는 물질에 상당히 민감해진 상태에 개성이 강할 뿐더러 교감신경을 지나치게 자극하는 식품을 보면 혐오감부터 앞서게 된다. 그렇기 때문에 아이들은 피망이라면 고개부터 돌리고 만다.

하지만 성장과 더불어 교감신경과 부교감신경이 균형을 이루게 되면 그렇게 보기 싫던 음식을 자연히 입에 댈 수 있게 된다. 그러므로 아이가 싫다는 음식물을 무리해서 먹이려 하지 말고 즐거운 식사 분위기를 조성하는 데 신경을 쓰도록 하자. 그 편이 아이들의 성장에도 도움이 된다.

아이들은 알레르기 질환을 많이 앓게 되는데, 그 이유 역시 부교감신경으로 편중된 성장기 체내에서 림프구가 과다 생성되기 때문이다. 신체적인 성숙과 함께 자연히 알레르기 증상이 사라지는 경우가 많은 이유도 자율신경의 균형이 차츰 안정을 찾기 때문이다.

19

현미 중심의 식사로 균형 잡힌 전통식 식습관을 들이자

✖ 현미와 채식이 기본이다

무병장수를 위한 '건강식' 이 갖추어야 할 요소라 하면 균형 잡힌 영양 섭취와 소화기관을 서서히 자극할 수 있어야 한다는 점을 들 수 있다. 그런 의미에서 전통식 중심의 식사는 가장 바람직한 식단이라 하겠다. 전통식은 주식을 중심으로 다양한 식품을 균형 있게 섭취할 수 있다는 점에서 그야말로 면역력을 향상시킬 수 있는 장수식(長壽食)인 셈이다.

그 중에서도 현미는 주식으로 추천하고 싶은 식품 중 하나이다. 흰쌀의 경우는 정제과정을 거치기 때문에 쌀겨나 배아와 같은 영양소를 가장 많이 함유한 부분이 제거되고 만다.

반면 현미의 경우는 탄수화물을 시작으로 단백질, 미네랄, 비타민 B군 등과 같이 생명을 유지하는 데 필요한 영양소가 다량으로 함유되어 있다. 식이성 섬유도 흰쌀에 비하여 무려 6배나 많다고 한다. 더욱이 쌀겨에 함유된 특정 성분에 암세포에 아포토시스(apoptosis : 세포 자살)를 일으키는 항암작용이 있다는 연구결과도 발표된 바 있다.

하루도 거르지 않고 섭취하는 주식이므로 그만큼 섭취하는 세월이 길어지기 때문에 건강을 좌우하게 되는 것이다.

하지만 현미라고 무조건 몸에 좋지만은 않다. 사실 현미는 종자 그 자체이다. 따라서 위험으로부터 스스로 몸을 지키려는 식물적 본능을 갖추고 있기 마련이다. 즉, 동물에게 다량으로 섭취되지 않도록 다소의 독소(주로 피틴산을 가리킨다)를 품고 있다. 피틴산이란 성분에는 영양흡수를 저해하는 성질이 있다.

그래서 현미만 섭취하는 사람이 다소 수척해지는 것이다. 체질에 따라서는 내장 활동에 문제를 일으킬 때도 있고 색소 침착을 일으켜 피부색이 칙칙해지기도 한다. 이런 이유로 나는 현미만 고집하지 않고 가끔 흰쌀을 섞거나 5분도미(五分搗米) 또는 7분도미(七分搗米)한 쌀로 지은 밥을 먹는다.

식사의 기본은 현미 · 채식이다

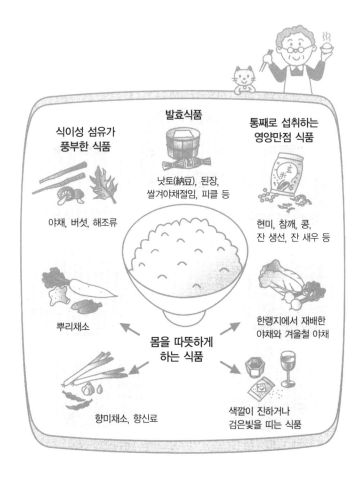

식이성 섬유가
풍부한 식품

발효식품

낫토(納豆), 된장,
쌀겨야채절임, 피클 등

통째로 섭취하는
영양만점 식품

야채, 버섯, 해조류

현미, 참깨, 콩,
잔 생선, 잔 새우 등

뿌리채소

몸을 따뜻하게
하는 식품

한랭지에서 재배한
야채와 겨울철 야채

향미채소, 향신료

색깔이 진하거나
검은빛을 띠는 식품

※ 현미 · 채식이란 주식인 현미를 중심으로 야채, 대두제품, 생선 등을 부식으로
섭취하는 이를테면 전통식을 말한다. 특히 위의 그림에서 제시한 네 부류의
식품을 적절히 섞어가면서 식단을 구성하면 필수영양소를 골고루 섭취하는
동시에 면역력을 향상시키는 효과도 거둘 수 있는 일석이조의 식생활을 영위
할 수 있다.

⊠ 감성을 길러 현명한 식사를 하자

현미·채식은 현미를 적극적으로 적용한 전통식 정도로 이해하면 될 것이다. 주식인 현미를 중심으로 생선(통째로 먹는 잔 생선), 야채, 콩류, 해조류, 버섯류 등의 부식을 곁들인다. 달걀이나 고기류, 우유 등을 매일 섭취할 필요는 없다. 내가 한달 동안 고기를 먹는 횟수는 손가락으로 꼽을 정도이다. 만약 우리가 석기시대를 살고 있다면 운 좋게 사냥에 성공한 날이나 잔치를 벌이고 잡아온 고기를 먹을 수 있을 것이다. 고기는 이 정도의 감각으로 가끔씩 섭취하기만 하면 된다.

하지만 전통식 식습관을 반드시 지켜야 한다는 부담감을 갖게 되면 모처럼의 식사가 책임감 때문에 즐거울 수 없다. 그 기본원리를 제대로 파악하고 적당히 자신의 감각에 맞추어 조절하는 것이 오랫동안 전통식을 즐길 수 있는 요령이다.

영양학에서는 '하루 30가지의 식품'을 섭취하도록 권장한다. 하지만 내 생각으로는 다소 과한 느낌이 든다. 그 때문인지 좀처럼 실천에 옮기지 못하고 있다. 물론 때로는 30여 가지가 넘는 식품을 섭취하는 날도 있을 수 있다. 그러나 동물이든 식물이든 생명체라면 적당히 배부른 느낌을 선호하기 마련이다. 전문가가 권한다고 하여 반드시 따라야 하는 법은 없다. 결국 자신의 감각으로 지혜로운 식사를 하면 된다는 점을 전하고 싶을 따름이다.

20

기본원리를 지키면서 맛있게 먹는 아보 교수의 식단

✖ 이것이 바로 아보 교수가 실천하는 식단이다

나의 집에서는 식사 때마다 변함없이 따르는 규칙이 있다. 바로 '현미식(20% 발아현미 포함)과 우엉 반찬'이 항상 밥상에 올라야 한다는 것이다. 이렇게 정한 최소한의 기본사항은 지키면서도 전문가가 권한 기준에 필요 이상으로 집착하지 않고 자신의 취향과 감성을 살려 맛있는 식생활을 실천하고 있다.

다음은 작년 가을 즈음 내가 집에서 실천한 일주일 동안의 식단이다.

① 월요일

- 아침 − 흰쌀과 검정약쌀을 9 : 1의 비율로 섞어 지은 밥, 두부와 파만 넣고 끓인 된장국, 가지절임, 채 썬 우엉볶음(상비식), 삶은 풋콩, 연어알젓(아오모리 현에 살고 계시는 어머님이 보내주셨다), 데친 브로콜리, 복숭아 2쪽
- 점심 − 도시락(대부분 아침에 먹은 반찬으로 싼 도시락이다)
- 저녁 − 버섯밥, 대구와 두부를 넣은 지리탕, 야채볶음

② 화요일

- 아침 − 버섯밥, 한국산 김을 곁들인 된장국, 식용국화 · 배추무침, 구운 간송어, 버섯다시마 간장조림, 자연산 고추냉이절임(이즈 특산물)
- 점심 − 도시락
- 저녁 − 자연산 고추냉이절임을 안주 삼아 따뜻하게 데운 정종 1홉, 5분도미로 지은 생선알밥(연어살과 연어알을 넣어 만드는 동북지방 요리), 맑은 장국, 밑반찬(우엉 · 표고버섯 · 곤약 · 어묵 등을 삶거나 조림), 야채볶음

③ 수요일

- 아침 − 현미밥, 무된장국, 구운 간대구, 해산물 간장조림, 배와 자

몽 약간

- 점심 – 도시락

- 저녁 – (내 생일인 관계로) 일본식 소고기전골, 5분도미로 지은 밥

④ 목요일

- 아침 – 흰쌀과 발아현미를 8 : 2로 섞어 지은 밥, 한국산 김을 곁들인 된장국, 비지야채볶음(상비식), 배추유채잎무침, 버섯다시마무침, 낫토(納豆 : 푹 삶은 메주콩을 발효시킨 일본식 청국장)

- 점심 – 도시락

- 저녁 – 오징어순대를 안주 삼아 따뜻하게 데운 정종 1홉, 흰쌀과 현미를 5 : 5 비율로 지은 밥, 두부야채 맑은 장국, 가자미찜, 야채볶음

⑤ 금요일

- 아침 – 현미밥, 맛버섯과 유부를 넣은 된장국, 낫토, 우엉된장조림(상비식)

- 점심 – 도시락

- 저녁 – 5분도미로 지은 밥, 소고기구이(등심 · 갈비 등의 소고기와 양배추 · 가지 · 양파 · 새송이버섯 등 각종 야채), 김치

⑥ 토요일

- 아침 – 흰쌀과 발아현미를 8 : 2로 섞어 지은 밥, 미역된장국, 채 썬 우엉볶음(상비식), 고등어통조림, 매실장아찌
- 점심 – 메밀국수
- 저녁 – 흰쌀과 발아현미를 8 : 2로 섞어 지은 밥, 버섯국, 일반적 인 밑반찬, 두부전골, 시금치무침

⑦ 일요일

- 아침 – 현미밥, 토란된장국, 전갱이포, 순무쌀겨절임
- 점심 – 유부우동
- 저녁 – 5분도미로 지은 밥, 잡탕전골(양배추·파 등 여러 종류의 야 채, 돼지고기, 어묵)

이상의 메뉴를 보아도 나만의 특별한 식이요법(食餌療法)이 따로 있지 않다는 사실을 잘 알 수 있을 것이다. 다만 현미식과 우엉반찬은 거의 매일 빠뜨리지 않고 식탁에 오른다. 앞에서 말한 바와 같이 전문가가 권한 기준에 필요 이상으로 집착하지 않고 자신의 취향과 감성을 살려 맛있는 식생활을 실천하는 것이 중요하다.

4장

암도 두렵지 않다

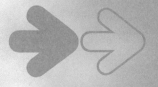

21

암 검진을 권하지 않는 이유

✖ 검진에 대한 스트레스가 '병'을 유발한다

내가 고집을 부리는 몇 가지가 있다. 그 중 하나가 암 검진을 받지 않
는 것이다. 물론 가족들에게도 권하지 않는다. 내가 왜 암 검진을 거부
하는지 그 이유를 말해보겠다.

우선 검진결과에서 암이 발견되면 3대 통상요법(通常療法) 즉 '수
술 · 항암제 치료 · 방사선 치료' 라는 지독한 치료과정에 휩쓸려 꼼짝
달싹도 못하기 때문이다.

또한 정기검진 자체가 스트레스를 가중시킨다. 검진결과를 기다리는 동안 '검사결과가 어떻게 나오려나' 걱정하고, 막상 아무 이상이 없다는 소견이 나와도 '다음 검사 때 나빠지기라도 하면 어떡하나' 등등 매번 불안감에 떨어야 하고 결국 스트레스로 이어진다. 또 이런 상황이 반복되면서 무의식 속에 암에 걸릴지도 모른다는 심리상태가 형성되는 점도 정기검진을 꺼리게 되는 원인 중 하나이다.

　암은 '조기 발견'만이 살 길인 것처럼 떠들어대는 세상에 반하는 생각일지 모르나 나는 평소에도 "암에 걸리고 싶으면 암 검진을 받으라"고 단언한다. 혹 암보험이라도 들어놓았다면 금상첨화(錦上添花)일 것이다.

　나는 근래에 들어 암 검진뿐만 아니라 검사라는 걸 받아본 적이 없다. 물론 자율신경 이론을 주장하기 전에는 나도 암 검진을 받아봤고, 위장검사 때문에 조영제(造影劑)를 마셔 보기도 했으며, 폐검사를 위하여 엑스선 사진을 찍은 적도 있다. 그 당시에는 검사를 오히려 즐길 정도였다. 내가 천성적으로 착실한 성격이다 보니 모든 걸 있는 그대로 받아들였던 것이다.

　하지만 정기검진을 받으면서 내심 병에 걸릴지 모른다는 '두려움'이 자리 잡고 있다는 걸 깨닫고 난 후부터는 더 이상 검사 때문에 이 모든 고통을 감내하지는 않는다.

　요즘은 그 정도가 극에 달하여 혈압조차 재지 않게 되었다. 사실은 한 여성으로부터 걸려온 상담전화를 받은 이후로는 혈압을 재는 일에 거부감마저 느꼈기 때문이다. 전화를 건 여성은 하루에 세 번은 꼭 혈압을 잰다는 60대 노인이었다.

그 노인은 생활 자체가 혈압 측정으로 시작해 혈압 측정으로 끝날 만큼 정신적으로 위태로운 상태였다. 나에게 전화를 걸게 된 이유도 하루 세 번으로는 도저히 안심이 되지 않아 "선생님, 조조고혈압(早朝高血壓), 가면고혈압(假面高血壓)이라는 게 있다는데, 도대체 혈압은 하루에 몇 번 정도 측정하면 좋을까요?"라고 궁금증을 풀고 싶었기 때문이었다.

그 순간 나는 건강을 위한 혈압 측정이 오히려 얽매이는 삶을 자초하는 길이 된다는 생각이 들었던 것이다. 그 여성 노인에게 3개월 정도 혈압 측정을 그만두도록 조언하면서 나 또한 이후로 혈압을 재지 않게 되었다.

현대를 살아가는 사람들 중에는 건강을 위해 시작한 일들에 얽매어 사는 사람들이 많다. 혈압 측정을 시작으로 각종 검사들, 이 모든 것들이 건강을 유지하고자 시작한 일임에도 실상은 쓸모없는 두려움을 조성하여 스트레스를 가중시키고 그만 병을 유발시키는 결과를 부르는 경우가 생각보다 많다.

22

암은 세포의 격세유전으로
나타나는 현상이다

※ 암과 미토콘드리아의 관계

암은 오랜 기간 교감신경의 긴장상태가 지속되는 환경 속에서 자연스럽게 유발된다. 그렇다면 교감신경이 긴장하는 생활이란 무엇인가? 일하느라 바쁜 나머지 매일같이 수면부족 상태가 이어진다든가, 걱정으로 인하여 밤낮을 고통스럽게 보낸다든가 하는 생활이 이어지는 가운데 설상가상으로 스트레스 해소조차 할 수 없는 '혹독한 생활'을 말한다.

나는 한때 이러한 환경이 과립구를 증가시키고 증가한 과립구는 분열주기가 빠른 상피조직(上皮組織)으로 몰려들면서 활성산소가 과다 분출되어 유전자 이상을 일으키기 쉬운 상태에 이르면 암이 유발된다고 생각하던 적이 있었다. 물론 이러한 메커니즘으로 암에 걸릴 수도 있을 것이다.

그러나 우리 몸에서 암세포가 발생하는 배경에는 조금 더 본질적인 무언가가 존재하지 않을까라는 궁금증을 갖기 시작했고 최근에 이르러 다음과 같은 가설을 세울 수 있게 되었다.

"암이란 참혹한 환경 속에서 미토콘드리아가 고통을 느낄 때 이를 감싸고 있던 세포가 격세유전을 일으키면서 분열하기 시작하는 현상이다."

미토콘드리아의 기능과 역할에 대해서는 앞에서도 언급한 바 있지만, 위의 가설에 대한 이해를 넓히려면 조금 더 구체적인 설명이 필요할 듯싶다.

미토콘드리아는 체내 세포 속에서 에너지를 생산해내는 소기관으로, 아주 먼 옛날 인간의 선조가 아직 세균과 같은 생명체였을 때에 세포 속에 기생하던 또 다른 세균이다. 미토콘드리아의 에너지 생성 작용이 없다면 인간은 지금처럼 활동하며 살아갈 수 없다.

✖ 20억 년 전부터 이어온 공생관계

인류의 선조인 세균이 미토콘드리아와 공생을 시작한 시기는 대략 20억 년 전부터이다. 당시는 지구 대기 속 산소가 증가하기 시작하던 때로 1%까지 상승한 시기였다.

우리의 선조에 해당하던 세균은 당을 분해하여 에너지를 생성하는 (혐기성 해당계 호흡을 통하여) 생물체였기 때문에 위험한 존재인 산소가 증가하는 환경에서 생활하는 게 차츰 고역이 되었을 것이다. 그런 시기에 때마침 당을 분해하는 것보다 몇 배나 효율적으로 산소를 이용하여 에너지를 생성하는 미토콘드리아라는 세균이 세포 속에 기생하게 되었고 두 세균은 공생을 통하여 살아남을 수 있었다.

하지만 실질적인 공생관계가 성립된 때는 그로부터 8억 년이라는 어마어마한 세월이 흐른 12억 년 전의 일이다. 그만큼 두 생물체가 안정될 때까지 상당한 노력이 필요했던 셈이다.

본디 모체가 된 세포와 미토콘드리아는 원핵세포(原核細胞)라 하여 분열, 증식이 주된 임무인 원시생명체였다. 그런데 두 세포가 만나 새로이 생성된 세포는 이전보다 고도로 진화한 진핵세포(眞核細胞)였다. 예를 들어 체내에 영양분이 쌓이면 부패하기 마련인데 이는 원핵세포인 박테리아가 축적된 영양분을 이용하여 맹렬한 기세로 분열, 증식한 결과이다. 그러나 박테리아와 같은 원핵세포는 현재로서는 극히 일부

세포와 미토콘드리아의 기본적인 관계

20억 년 전

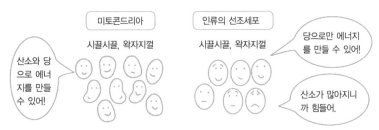

분열하고 증가하는 것이 일   분열하고 증가하는 것이 일

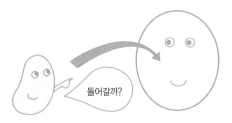

이 시기는 미토콘드리아도 인류의 선조인 세포도 아직 세균처럼 독립된 생물체였다.

12억 년 전

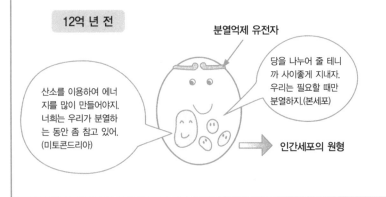

에 지나지 않고 지구상 대부분의 생물은 진핵세포에서 진화한 형태라 하겠다.

참고로 모체가 된 세포는 공생을 시작한 시점에 이미 진핵세포였다는 설도 있다. 하지만 나의 견해는 다르다. 분명 원핵세포인 상태에서 공생하게 되었을 것임에 틀림없다. 얼마 전 신문에 세균 속에 또 다른 세균이 들어가 공존하는 생물체가 발견되었다는 내용의 기사가 보도된 것을 보았다. 이 기묘한 생명체는 우리 선조가 미토콘드리아와 공생을 시작한 때의 상황을 밝혀낼 수 있는 중요한 단서가 될지도 모른다.

미토콘드리아의 활성화가 관건이다

내 추측으로는 원핵세포끼리 공생관계를 형성하는 과정에서 미토콘드리아가 분열억제 유전자와 함께 본세포의 핵 속으로 들어오면서 분열이 멈추고 공존하게 된 것이 아닐까 생각한다.

분명 미토콘드리아는 본세포가 스스로 분열하는 데에만 모든 에너지를 쏟아부어 막상 자신이 사용할 당까지 바닥이 날 상황을 대비하였을 것이다. 다시 말해 미토콘드리아는 모체가 될 세포의 핵 속에 자신의 DNA를 심어 본세포와 자신의 DNA를 함께 공유하는 형태로 본세포의 분열을 막고 공존하면서 오늘에 이르렀다고 볼 수 있다.

발암 메커니즘

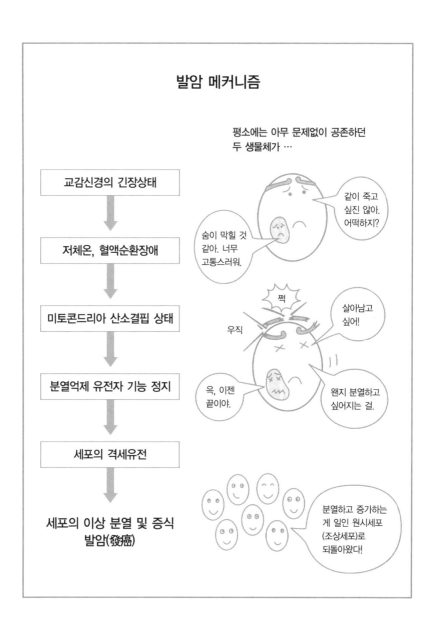

여러 차례 언급했듯이 교감신경의 긴장상태가 지속되면 혈액순환의 악화를 촉진하여 우리 몸을 저체온, 저산소 상태로 만든다. 이러한 환경은 산소 없이 살 수 없는 미토콘드리아를 압박하는 결과를 부르게 된다.

결국 서로 양보하며 살아온 본세포와 미토콘드리아의 관계에 금이 가기 시작하면서 분열억제 유전자가 작용을 멈추게 되고 이제껏 절제되었던 본세포의 본성이 드러날 틈이 생기는 것이다. 즉, 원핵세포일 당시의 성질이 발동하면서 맹렬한 기세로 분열하는 현상이 바로 발암이다. 다시 말해 세포가 20억 년 전 모습으로 되돌아간 셈이다.

흔히 암을 체내에 생긴 비정상 세포라 생각하는데, 실상은 격세유전이라는 최후의 수단을 사용하면서까지 살아남으려는 본세포의 궁극의 생존 전략으로 보는 것이 마땅하다. 암이란 존재를 괴롭지만 그래도 살아보려는 세포의 지극히 정상적인 반응이라고 본다면 무참히 공격할 마음은 좀처럼 생기지 않을 것이다.

암을 다스리고 싶다면 암세포 속에서 가사(假死) 상태에 빠진 미토콘드리아가 다시 건강을 되찾고 쾌적한 환경에서 활동할 수 있도록 몸을 따뜻하게 하고 심호흡을 통하여 저체온, 저산소 상태에서 벗어나면 된다. 그 결과 미토콘드리아가 지닌 분열억제 기능이 다시 되살아난다면서 진행암 환자의 약 70%에 이르는 사람들이 암의 자연소멸(自然消滅)로 인하여 회복할 가능성을 얻기도 하는 것이다.

23

암을 다스리는 4대 기본수칙

▧ 생활습관을 바꿀 절호의 기회

병원에서 암 선고를 받았더라도 마음의 준비를 한다거나 두려움에 흔들리지 말자. 암 진단이 곧 내일 당장 큰일을 치른다는 뜻은 아니다. 이왕이면 앞으로 몇 년간은 함께 살아갈 동반자를 맞이하는 기분으로 받아들이기를 바란다.

이와 더불어 내가 살아온 생활습관에 문제점은 없었는지 살펴볼 시간을 갖자. 무리를 하지는 않았는지, 커다란 근심거리를 안고 생활하지는 않았는지 등등 암 선고는 편중된 생활습관을 되돌아볼 절호의 기회이다.

특히 천성적으로 착실한 성격의 소유자라면 자신이 얼마나 혹독한 생활을 하는지조차 의식하지 못하고 묵묵히 앞만 보고 걷기 마련이다. 암 선고는 그런 이들에게 "더 이상 혹사하지 말라"는 경고장이나 다름없다. 성실하고 노력형인 사람을 보면 암에 걸리는 줄도 모르고 일이 삶의 전부인 양 냅다 달리기만 한다. 이런 사람은 중병이라도 걸리지 않으면 아마 죽을 때까지 잘못된 생활습관을 전환할 계기를 얻지 못할 것이다.

나의 경험상 이렇게 앞뒤 안 보고 달려왔던 사람일수록 암을 계기로 생활습관을 바꾸게 되면 다른 사람보다 호전되는 속도가 훨씬 빠르다. 요컨대 개선한 보람을 느낄 수 있는 부류이다.

내가 항상 강조하는 '암 치료 4대 수칙'이 있는데, 다음 4개 항목이 바로 그것이다.

① 스트레스가 많은 생활습관을 재검토한다.
② 암에 지나치게 구애받지 말자.
③ 면역 기능을 억제하는 치료(수술·방사선 치료·항암제 치료)는 받지 않는다. 이런 치료를 받고 있다면 그만둔다.
④ 부교감신경을 적극적으로 자극한다.

이상의 4가지 수칙을 준수하여 저하된 면역력(림프구)을 상승시킨다면 암도 더 이상 무서운 질병이 아니다. 림프구는 증식한 암세포를 공격하여 퇴축시켜 버린다. 암 종양(腫瘍)이 클 경우에는 그다지 효과가 없을 것 같지만, 그 표면을 공격하는 것만으로 영양분이 속까지 흡수되지 못하도록 차단할 수 있다. 그 결과 내부에 존재하는 암세포를 괴사시켜 종양이 자연히 축소되는 사례가 실제로도 많다.

※ 암은 생명체가 지닌 최후의 투쟁수단

여전히 생활습관의 전환만으로 암이 치료될 리 없다고 생각하는 사람들이 많다. 항암제 대신 현미로 암을 다스릴 수 있다는 말에 단순한 미신에 불과하다며 웃어넘길 사람도 적잖을 것이다. 물론 약 대신 현미가 병을 치료한다는 뜻은 아니다. 어디까지나 그러한 식사를 통하여 면역력을 향상시키면 림프구의 힘으로 암을 물리칠 수 있다는 것이다.

림프구를 증가시키는 동시에 미토콘드리아가 생활하기 편한 쾌적한 환경을 조성하는 일도 중요하다. 암이란 미토콘드리아가 생활하는 환경이 악화되면서 본세포가 격세유전을 일으킨 결과이다. 암은 건강한 신체를 공격하는 이상물질이 아닌, 생명체가 목숨을 걸고 선택한 최후의 투쟁수단인 것이다.

이 싸움을 수습할 방법은 오로지 미토콘드리아의 환경을 개선하는 길뿐이다. 이때 우리가 할 일은 몸을 따뜻하게 하고 가벼운 운동으로 몸속 구석구석까지 산소를 공급하는 것이다. 이렇게 되면 미토콘드리아의 환경은 정상으로 회복되고 본세포에 대한 분열억제 기능도 부활한다. 그리고 본세포의 격세유전(암세포화)은 드디어 끝을 맺게 된다.

의사의 말만 따라서는 암을 치료할 수 없다. 극단적인 표현을 하자면 병원에 가지 않고도 가능한 치료법이 대부분이다. 다만 충분히 혼자서 극복할 수 있더라도 일말의 불안감을 느끼는 사람도 있을 것이다. 그럴 때는 자신의 생각을 이해해주고 격려해줄 수 있는 의사를 찾아 면역력을 억제하지 않는 치료방법을 선택하는 것이 좋다.

24

의사가 느끼는 두려움이
환자에게 전이된다

✖ 의사가 지닌 불안감 때문에 환자를 책망하는 것이다

누구나 병원 문턱을 들어설 때면 '혹시 너무 늦지는 않았을까' 하는 불안감에 휩싸이기 마련이다. 겨우 떨리는 마음을 추스르고 진찰을 받은 환자에게 돌아오는 의사의 첫마디는 "이렇게 될 때까지 뭐 하셨어요"이다. 비수 같은 이 한마디에 환자는 몸 둘 바를 모르게 된다.

현대의 서양의학은 '조기 발견, 조기 치료'를 권장하는 풍조가 만연하다. 그래서 의사들도 무의식중에 추궁하는 듯한 말투로 환자를 대하게 되는 것이다. 그렇다고 기죽을 필요는 없다. 암이라는 사실을 알게 된 그 순간부터 이미 치료는 시작되었다.

그다지 적합한 표현은 아니지만 요즘의 의사들은 걸핏하면 환자에게 윽박지른다.

"이렇게 될 때까지 그냥 두셨으니 어떻게 되어도 모릅니다."

"지금 수술을 받지 않으면 생명이 위태로울 수 있어요."

환자의 생명을 위협하는 상황이 너무나 걱정스러운 마음에 무심코 던지는 말일지 모른다. 그렇지만 죽을 수도 있다는 생각에 고양이 앞에 쥐처럼 바들바들 떨고 있는 환자에게 이런 말을 던진다는 건 협박과 무엇이 다르겠는가.

진정한 의사라면 왜 더 빨리 찾아오지 못했는지 추궁하는 대신 "물론 암세포가 많이 퍼진 상태지만 이렇게 병원에 찾아오실 수 있을 만큼 건강하시잖아요. 걱정 안 하셔도 됩니다"라며 환자를 격려하고 안심시켜야 마땅하리라.

그럼에도 의사들이 폭언을 서슴지 않는 이유는 실은 그들도 불안하기 때문이다. 자신이 예측할 수 있는 범위를 벗어난 환자를 접하고는 그저 눈앞이 캄캄해지는 것이다.

의사란 물리적인 방법과 심리적인 방법을 모두 동원하여 환자가 지닌 생명력을 북돋우어 줄 수 있어야 한다. 이것이 의사의 본분이다. 그런데 자신의 의료기술에 자신감이 없는 의사라면 어떻겠는가. 환자의 마음을 보듬어줄 말은 기대할 수가 없다.

현대의 의료현장은 약물과 검사에 지나치게 의존하는 경향이 있다. 치료법도 한정적이고 실질적으로 최악의 상황에서 의사들이 자신있게 제시할 수 있는 답이 의외로 적다. 때문에 자신이 알고 있는 방법이 바닥나 버리고 나면 더 이상 아무런 대처도 하지 못하는 의사들이 늘어나는 것이다. 지금은 의사들이 불안한 시대일 수밖에 없다.

✖ 암의 3대 통상요법에 대해 제대로 알아야 한다

오늘날 의료현장을 지키는 의사 지망생들은 '수술, 항암제 치료, 방사선 치료'라는 암의 3대 통상요법이 과연 최선의 방법인지 의문을 갖고 진지하게 생각해 볼 기회조차 얻지 못한 채 '제몫'을 하러 세상으로 내보내진다.

내가 '암의 3대 통상요법의 문제점'에 대하여 소리 높여 외친들 이를 진정으로 이해할 수 있는 의사란 비범한 아웃사이더이거나, 아니면 이전부터 이 사실을 의식하고 있던 극히 소수의 사람들일 것이다.

지금 일본에는 대략 28만 명에 달하는 의사들이 있다. 하지만 그 가운데 나의 생각에 공감하는 의사는 기껏해야 100명 정도에 지나지 않는다.

그러나 서양의학을 공부한 의사들 가운데 동양의학의 세계로 빠져드는 이들의 수가 매년 일정 비율을 차지하고 있다는 점으로 미루어 볼 때, 본능적으로 현대의학에 의구심을 품는 이들의 수가 적지 않음을 의미한다고 해석할 수 있다. 이 같은 의사들이 늘어나기만 한다면 의료의 세계도 충분히 변모할 수 있을 것이다.

25

암의 3대 통상요법을
권하지 않는 이유

⊠ 환자의 면역력을 빼앗아가는 3대 통상요법

나는 언제 어디서나 우리 몸에 막대한 손상을 입히고 가혹하리만큼 고통이 따르는 수술, 항암제 치료, 방사선 치료의 3대 암 치료 통상요법을 중지해야 한다고 주장하는 사람이다.

이들 치료법의 원리는 물리적으로 암의 병소(病巢)를 축소시키는 데에 있다. 하지만 3가지 방법 모두 정도의 차이는 있을지언정 환부가 아닌 조직까지 파괴시키는 위험을 감수해야만 하는 치료법이라는 점에서 별반 다르지 않다.

결국 조직 파괴 자체가 원인이 되어 면역작용을 억제하고 '치료'가 끝날 무렵에는 체내의 림프구 수가 현저히 줄어들게 된다. 그렇기 때문에 수술을 받고 나서 얼마 지나지 않아 암이 재발하면 더 이상 병마와 맞서 싸울 여력이 없는 것이다. 그리고 암이 재발하는 이유도 암세포가 자라지 못하도록 싹을 잘라내는 역할을 하는 면역 기능의 감시능력이 저하되었기 때문이다.

얼마 전 규슈(九州)에 거주하는 50대 여성으로부터 그녀의 남동생에 대한 장문의 팩스를 받았다. 올해 55세가 되는 그녀의 남동생은 작년 3월에 회사에서 받은 정기검진에서 위암이 발견되어 수술을 받았으나 같은 해 5월에 재발하였다고 한다. 그런데 다시 받은 항암제 치료 때문에 남동생은 하루가 다르게 쇠약해졌고 치료를 받던 병원에서 더 이상 손쓸 방도가 없다는 통고를 받고 난 후 어쩔 수 없이 퇴원을 하게 되었다는 것이다.

결국 그녀의 남동생은 완화(緩和) 치료로 전환하고 나서 열흘 만에 사망했다고 한다. 그녀는 남동생이 완화 치료를 받게 되면서 모르핀(morphine)의 영향으로 가족들과 대화도 제대로 나누지 못하고 세상을 떠난 것이 가장 가슴이 아프다고 했다. 이 모든 과정이 건장했던 남성에게 단 2개월 반 만에 일어난 일들이다.

▨ 환자 부재의 의료

여러분도 주위에서 이와 비슷한 이야기를 들은 적이 있을 것이다. 하지만 정작 치료에 관여한 의사들은 한결같이 매 순간 전력을 기울였다며, 큰 병원이라 최고 수준의 치료를 할 수 있었다고 만족스러워한다. 그래서 더욱 소름끼치는 현실이 아닐 수 없다. 환자가 검진을 받고 단 2개월 반 만에 죽었는데도 아무도 의아하게 여기지 않는 것이다.

결국 대부분의 수련의들은 대학에서 배운 방법을 하나도 빠뜨리지 않고 착실히 실전에 옮기는 데 그칠 뿐이다. 그들에게 눈앞의 환자가 죽고 살지는 애초부터 관심 밖의 일이다.

앞에서 말한 50대 여성의 남동생이 '치료'로 인하여 죽음을 맞이하게 되었다는 건 누가 봐도 명백한 사실이다. 물론 의료과실에 대한 이야기를 하려는 것이 아니다. 당연히 의사가 고의로 저지른 일도 아니다. 그러나 갈수록 여위어가는 환자를 보고도 치료법에 대한 일말의 의구심도 가지지 않았다면 이는 환자를 유기(遺棄)한 처사라고밖에 생각되지 않는다. 이것이 암 의료현장에서 자행되고 있는 지독하고 난폭한 치료의 현실인 것이다.

그러나 나도 3대 통상요법을 포기하지 못하는 사람에게는 그나마 피해가 덜한 수술 정도는 권할 때가 있다. 이미 엄청난 스트레스로 암에 걸린 사람에게 치료를 거부할지에 대한 고민까지 던진다면 오히려 부담만 가중시키는 결과가 되기 때문이다.

환자가 고령인 경우나 어느 정도 진행된 암은 차치하더라도 아직 젊거나 간단히 적출할 수 있는 조기암(早期癌)이라면 불안이나 스트레스를 쌓아두고 있느니 차라리 수술을 받는 편이 낫다고 생각한다.

또 환부가 기도를 압박하거나 신경을 압박하여 심한 통증을 유발하는 경우라든지, 장기를 압박하여 작용을 저해하는 게 확실한 경우라면 진행된 정도를 운운하기 전에 대증요법 차원에서 수술을 받을 만한 가치는 있다고 본다.

자연치유력을 믿어보고자 결심을 했더라도 불안한 심정을 억누른 채 자신을 기만한다면 결국 마음 한구석에 두려움이 남게 된다. 겁에 질리다 보면 사력을 다하여 암과 맞서 싸울 수 없다. 암을 다스리려면 발암과정과 치료의 실태를 바로 알아야 할 뿐만 아니라 자신의 솔직한 감정을 직시할 줄도 알아야 하는 것이다.

26

암을 다스리는 식사법

☒ 면역력을 활성화하는 저단백질 식사법

가장 바람직한 식사법은 이미 앞에서 소개한 바 있는 현미와 채식을 기본으로 한 식단이다(116쪽 그림 참조). 단, 암 투병 중인 환자의 경우는 약간의 요령이 필요한데 무엇보다 면역력을 최대한으로 이끌어낼 수 있는 식사법이 중요하다.

나는 면역 기능에 대한 연구를 위하여 다양한 동물실험을 실시했다. 한번은 말라리아에 걸린 실험쥐를 이용하여 면역과 사료의 관계에 대한 실험을 한 적이 있다. 어떤 사료를 섭취했을 때 면역력이 가장 활성화되었는지를 알아보는 실험이다.

　단백질의 비율을 다양하게 조절하여 면역력을 활성화한 결과, 가장 오랜 기간 생명을 유지한 실험쥐는 단백질 비율이 12.5%인 먹이를 섭

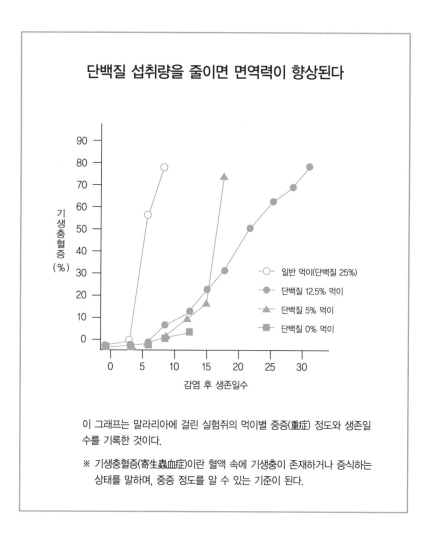

단백질 섭취량을 줄이면 면역력이 향상된다

이 그래프는 말라리아에 걸린 실험쥐의 먹이별 중증(重症) 정도와 생존일수를 기록한 것이다.

※ 기생충혈증(寄生蟲血症)이란 혈액 속에 기생충이 존재하거나 증식하는
　상태를 말하며, 중증 정도를 알 수 있는 기준이 된다.

취한 경우였다. 더군다나 감염 후 생존일수(生存日數)는 일반 먹이(단백질 25%)를 섭취한 쥐의 5배나 높았다.

진정한 면역 기능은 저단백질(低蛋白質) 식품에서만 발휘된다는 사실을 알 수 있다. 예측컨대 인간도 마찬가지이다. 위의 실험과 동일한 비율의 식사법을 지속한다면 어떤 병이든 빠른 회복이 가능하다. 단백질을 식사량의 10% 정도로 줄인다면 암은 물론이거니와 다른 중병으로부터도 벗어날 수 있다.

더욱 놀라운 사실은 현미와 채식 중심의 식단을 엄격히 지킨 식사법, 다시 말해 고기나 생선을 거의 섭취하지 않는 식사법이야말로 이상적인 단백질 비율에 딱 맞아떨어진다는 점이다. 고기와 생선이 아니더라도 콩과 같은 식품을 통하여 생명 유지에 필요한 최소한의 단백질을 섭취할 수 있는 것이다.

면역력 향상에 좋은 버섯

최근의 연구결과에 따르면 영양가가 낮은 식품으로 알려졌던 버섯류의 고형분 비율 가운데 약 15%가 단백질이라고 한다. 또한 버섯류는 식이성 섬유가 풍부할 뿐만 아니라 아미노산(단백질 구성요소)이 다량으로 함유되어 있어서 야채에 비하여 적당한 포만감도 얻을 수 있다.

물론 암과 싸워야 하는 극한의 상황을 제외한다면 일상생활에서 지나치게 단백질을 제한할 이유는 없다. 앞서 소개한 바와 같이 나의 경우 거의 매일같이 식탁에 생선반찬이 오르고 가끔은 고기도 섭취한다. 단백질의 비율로 따지면 15~20% 정도일 것이다. 단백질의 비율을 낮춘 철저한 현미·채식은 분명 장수식임에 틀림없지만 그만큼 기력(氣力)을 저하시킬 수 있다.

나는 좀더 생기 넘치고 활력이 가득한 삶을 살고 싶기에 단백질의 비율을 늘려 절충하며 생활하고 있는 것이다. 그러나 평소에 고기를 즐겨 먹는 사람은 주의가 필요하다. 단백질의 비율이 눈 깜짝 할 사이에 40%까지 상승할 수 있기 때문이다. 이쯤 되면 거의 폭식 수준이나 다름없다.

27

더 이상 희망이 없다는
진단을 받는다면

▨ 환자 스스로 할 수 있는 일은 많다

최근 들어 기껏 암의 3대 통상요법을 시도하고서도 얼마 버티지 못하고 가망이 없다며 치료를 포기하는 병원이 늘고 있다. 덕분에 환자들은 내키지 않는 퇴원을 할 수밖에 없고 이들 가운데 자연치유력에 희망을 걸어보고자 방향 전환을 하는 경우도 적지 않다.

실제로 자연치유력을 이용하여 말기암을 극복한 사례도 많다. 물론 고통스러운 치료를 받느라 먼 길을 돌아온 셈이지만 그나마 여력이 남아있을 때 살 길을 찾게 해주었으니 오히려 기뻐해야 마땅하다. 이왕이면 긍정적으로 받아들이고 절대 포기하지 말고 면역력을 높일 수 있는 생활을 실천하는 데에 집중하기를 바란다.

그렇게 고통스럽다는 항암제 치료와 방사선 치료도 스스로 암을 이겨보겠다는 의지 하나로 선택한 결과이다. 달리 방도가 없었을 것이다. 요컨대 잘못되었다고 느끼는 순간 과감히 그만두면 된다.

그렇지만 자신의 힘으로 걸을 수도 식사를 할 수도 없을 정도로 쇠약한 몸으로는 생활에 변화를 가져온들 좀처럼 회복되기란 어려울 것이다. 그러니 치료를 받을수록 자기 몸이 야위어간다는 생각이 들 때는 동물적 본능으로 무언가 잘못 되었다고 느끼고 곧바로 도망쳐 나올 수 있는 용기를 가지기를 바란다.

말기암이라도 기본이 되는 생활습관은 크게 다르지 않다. 이 책에서 권하는 식사, 운동, 수면, 목욕방법을 참고하여 실천하면 된다. 다만 암환자일 경우에는 적당히 응용하는 편이 약이 되고 효과도 높다.

식사는 단백질을 10% 정도로 억제한 현미, 채식 위주의 식단을 따르고 운동은 가볍게 적당히 하며 일을 하던 사람이라면 그만둘 필요 없이 가능한 한 무리를 하지 않도록 주의하면서 지속하는 편이 좋다. 왜냐하면 암과 맞서 싸우려면 활력소(活力素)가 필요하기 때문이다. 그리고 평소보다 약간 많이 수면을 취하고 목욕을 습관화한다.

혹시 증상이 더 나빠지지는 않았는지 신경이 쓰일 수 있다. 그런데 증상의 정도는 암표지검사(tumor marker)보다 스스로 느껴지는 감각으로 더 잘 나타나는 법이다. 기분이 좋거나 혈색이 좋고, 몸이 차갑지 않으며, 대변에서 나던 썩은 냄새가 덜 한다든지 등과 같은 우리 몸이 보내는 이들 신호를 더욱 신뢰하자.

✕ 하루 8시간 목욕으로 말기암이 치유되다

예전에 고환암(睾丸癌)이 온몸으로 전이된 청년으로부터 전화 상담을 받은 적이 있다. 나는 그 청년에게 아직 할 수 있는 일이 많이 남아 있다는 격려와 함께 이 책에 소개한 방법을 지도하였다. 그는 성심성의껏 내가 가르친 내용을 따랐고 그 중에서도 목욕에 특히 열성을 기울였다. 몸을 따뜻하게 하는 방법이 가장 효과적이라는 내 조언에 따라 무려 8시간씩 욕조에 몸을 담갔다고 한다.

그의 철저함에 놀라지 않을 수 없었다. 그리고 마침내 그는 자력으로 말기암을 극복해냈다. 몸을 따뜻하게 하는 목욕을 통하여 미토콘드리아가 살기 편한 환경을 되살리고 림프구를 증가시키는 일거양득(一擧兩得)의 효과를 거둔 것이다.

만약 증상이 심각하여 뜻대로 몸을 가누지 못할 지경에 이르렀더라도 아직 희망은 있다. 따뜻하게 데운 수건으로 온몸을 문질러주기만

하여도 통증을 완화시킬 수 있다. 탕파(湯婆 : 뜨거운 물을 넣어서 몸을 덥게 하는 기구)를 준비하여 다리부분을 따뜻하게 해주면 기분이 훨씬 편해진다. 이는 암이 아닌 다른 질병에도 효과적인 방법이다.

현대의 젊은 의사들은 자연치유력을 높이는 법이나 환자를 편하게 하는 방법을 거의 알지 못한다. 약과 기기에 의존하는 최신의료는 막다른 길목에 몰리면 대처할 방도가 없다.

설령 의사로부터 더 이상 가망이 없다는 말을 들었더라도 기죽을 필요가 없다. 이는 어디까지나 의사의 일방적인 생각일 뿐이다. 아직 시도해볼 수 있는 방법은 무수하다. 절대 포기하지 말고 마음을 추슬러 인간의 저력을 발휘하자. 무엇보다 면역력을 향상시킬 수 있는 생활습관을 실천하는 데 힘쓰자. 자연치유력으로 말기암도 충분히 극복할 수 있다.

5장

아보 교수가
말하는 이상적인 죽음

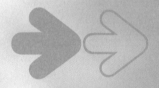

28

어떻게 하면 편안한 죽음을 맞이할 수 있는가

▨ 무리한 영양 섭취는 학대행위나 다름없다

생명체는 고통 없이 죽음을 맞이할 수 있도록 만들어졌음에 틀림없다. 만일 괴로워하며 죽어야 한다면 이는 분명 편안한 죽음을 훼방하는 무언가가 존재하기 때문일 것이다. 고통을 주는 원인 가운데 가장 큰 이유는 바로 '음식물 섭취' 이다.

오늘날의 터미널 케어는 고영양분의 정맥주사를 끊임없이 주입하고 죽음을 눈앞에 둔 환자가 거부하는데도 먹지 않으면 더 빨리 죽게 된다며 무리하게 음식물을 투여한다. 때로는 위루술(胃瘻術 : 영양공급을 목적으로 위에 구멍을 뚫어 관을 삽입하는 방법)을 이용하면서까지 강제로 음식물을 체내에 공급한다. 사실 죽음을 맞이할 때는 영양분이 필요치 않다. 죽어가는 순간에 음식물을 섭취하는 것은 오히려 고통을 가중시킬 뿐이다.

우리 인간의 몸을 지키는 가장 기본이 되는 요소는 백혈구 내에서 가장 원시적인 형태를 갖춘 대식세포이다. 대식세포는 체내로 들어온 이물질을 먹어치울 뿐만 아니라 여분의 영양분도 삼켜 체내에 과다하게 축적된 양분을 처리하는 역할도 담당하고 있다. 따라서 대식세포의 수에 따라 처리할 수 있는 용량도 자연히 달라질 수밖에 없다.

✖ 노력의 결과가 뜻하지 않은 복병으로 찾아온다

대식세포의 수는 총백혈구 수에 거의 비례하는데, 백혈구의 경우 뚱뚱한 체형일수록 그 수가 늘어나고 마른 체형일수록 줄어드는 경향이 있다. 평균적인 백혈구 수치는 5,000~6,000/㎕이다. 반면 살찐 체형은 8,000~9,000/㎕에 이르는 경우도 드물지 않다.

일반적으로 뚱뚱한 사람은 위장도 크기 마련이다. 많이 먹는 만큼 다량의 대식세포가 준비태세를 갖추고 있는 것이다. 비만인 사람은 포식을 해도 별다른 고통을 느끼지 않는 반면 마른 사람은 오히려 피로감을 느끼는 이유도 바로 대식세포의 수가 적기 때문이다.

따라서 죽음을 앞두고 쇠약할 대로 쇠약해진 사람이 무리하게 고영양분을 섭취한다면 평소 소식하는 사람이 갑자기 몇 그릇이나 되는 밥을 억지로 배 속에 채워넣은 것과 다를 바 없다. 그 고통은 미루어 짐작할 수 있을 것이다.

어느 노부부의 사례를 소개하고자 한다. 더 이상 자력으로 식사조차할 수 없게 된 남편의 코에 관을 삽입해 세 끼를 챙겨 먹인 부인이 있다. 천성이 착실한 그녀는 혹여 연하장애로 인해 음식을 잘못 삼키지 않을까 걱정되어 청진기까지 동원하여 세심한 주의를 쏟으며 남편에게 식사를 제공한 것이다. 조금이나마 남편의 생명을 이어보겠다는 일념으로 쏟은 정성이지만 이는 한마디로 학대행위나 다름없다.

나의 식사를 자제시키는 권유가 자칫 환자를 유기할 가능성으로 이어질 수 있기에 강요는 할 수 없지만 죽어가는 사람에게 무리하게 음식물을 제공하는 행위는 환자가 느끼는 고통을 가중시키는 결과로 이어질 뿐이다. 환자가 습관처럼 "죽고 싶다"는 말을 반복하게 되는 원인 중 대부분은 이러한 노력의 결과가 아닐까 생각한다.

이와 같은 점을 가능한 한 많은 사람들이 이해하고 죽음을 앞둔 환자의 의지에 따라 영양공급 여부를 선택할 수 있는 시대가 오기만을 바랄 뿐이다.

29

이상적인 죽음을 꿈꾸다

▧ 자기 의지에 따라 자연으로 돌아가다

홍법대사 구카이(空海)가 그러했듯 죽을 때를 헤아리고 음식물을 전혀 입에 대지 않은 채 정신이 흐릿한 상태에서 죽음을 맞이하는 것, 이것이 내가 생각하는 이상적인 죽음이다. 앞에서도 말했지만 내 생애 마지막을 스스로 선택한 방법으로 마감하고 싶다.

나는 아직 정신적으로도 육체적으로도 활력(活力) 있는 삶을 원하기에 현미, 채식 위주의 식생활을 실천하면서 가끔 고기도 섭취한다. 하지만 10년쯤 지나면 자연히 식욕이 떨어지고 식사량도 급격히 줄어들 것이다. 그 즈음에는 저절로 고기를 입에 대는 일이 드물어지리라.

그러한 생활이 이어지다 보면 도인처럼 소식과 저체온이 몸에 밴 생활을 보내게 될 것이다. 이렇게 자연히 절약형 삶을 체험하고 나서 마지막에는 식사도 끊고 조용히 이 세상을 떠나고 싶다. 스스로 죽는 순간을 예감하고 몸소 죽음을 실천하는 삶을 나는 꿈꾼다.

여러분도 자연스럽게 식사량을 줄이고 더 이상 음식물을 입에 대지 않는 생활을 스스로 선택할 수 있기를 바란다. 주위의 강요나 주위에 신경 써서가 아니라 마지막 순간을 자기 자신의 의지로 선택할 수 있는 삶이 중요하다. 그리고 이러한 선택이 자연스러울 수 있는 시대가 오기를 바란다.

✴ 인간은 죽음이 다가올수록 성장한다

나는 아직 많이 부족하지만 나이가 들면서 조금씩 성장하다가 비록 득도(得道)의 경지에 이르지 못하더라도 내 생애 마지막만큼은 조용히 숨을 거두고 싶다. 동물조차 죽음을 맞이하는 순간에는 활동을 멈추고 조용한 곳을 찾아 은둔하게 된다. 인간도 다를 바 없다.

아마 음식을 전폐(全閉)하면 3일도 안 되어 거동조차 할 수 없어 자리에 눕고 말 것이다. 그리고 "그래, 이대로도 즐거웠던 삶이었어"라며 만족하며 조용히 생을 마감하고 싶다.

가족들도 내가 선택한 마지막 삶을 이해하고 지극히 정상적이라고 공감하면서 "그래, 지금 할아버지는 죽음을 겸허히 맞이하시고 계신 거야. 정말 대단하신 분이야"라며 자연스럽게 받아들여 준다면 더할 나위 없다.

머릿속에서 그런 모습을 그리다 보면 신기하게도 죽음에 대한 두려움이 자연히 사라져 버린다.

30

죽음을 의식했던 내가
살아 돌아온 순간

⊠ 사고가 원인으로 교감신경 긴장상태가 한계치를 넘다

나는 살아오면서 죽음을 의식한 적이 단 한 번 있다. 그때는 '자율신
경의 백혈구 지배 법칙'을 발견하고 2년여의 시간이 흐른 무렵으로 지
금으로부터 약 8년 전의 일이다. 그때까지 나의 삶은 천성적인 불안증
으로 걱정거리가 끊이지 않았으나 다행히 건강만큼은 자신이 있었다.
한마디로 죽음과는 거리가 먼 삶이었다.

그런 나에게 일생일대(一生一大)의 시련이 닥쳤다. 그로 인한 극심한

스트레스로 내 몸은 한순간에 최악의 상태에 이르렀다. 특히 고혈압과 야간 빈뇨(頻尿), 주간 요실금(尿失禁) 증상으로 인한 고통은 이루 말할 수 없을 정도였다. 혈압은 최고 170, 최저 110 정도를 유지했고 어깨 결림이 끊이지 않았다. 더욱이 낮에는 요실금 증상으로 고생해야 했고, 밤이면 1시간마다 일어나 화장실을 찾아야 하는 상태였다. 그야말로 스트레스로 인한 교감신경의 긴장상태가 최고조에 이른 상황이었다.

내가 이토록 고통스러운 나날을 보내야 했던 이유는 연구실의 누전으로 인하여 발생한 화재사고 때문이었다. 한 층이 전소되고 천장까지 오른 불길은 좀처럼 꺼질 줄 몰라 새벽 2시에 시작된 진압 작업이 다음 날 아침 9시까지 이어졌다. 결국 아래층이 완전히 물에 잠길 만큼 피해는 어마어마했고 개인용 컴퓨터부터 공학기기에 이르는 집기란 집기들은 쓰레기로 변하였다. 당연히 학교에는 헤아릴 수 없을 만큼 막대한 손해를 끼치고 말았다.

내가 책임자로 있는 연구실의 과실 때문이라는 자책감은 숨통을 조여 왔다. 그런 생활이 하루, 이틀 지속되자 생기가 사라진 피부는 노인이나 다름없었고 몸은 하루가 달리 초췌해졌다. 우리 몸이 엄청난 고통을 겪게 되면 이렇게 처참히 망가질 수 있다는 사실에 놀라움을 금할 수 없었다. 당시에는 '혹시 이러다 죽는 게 아닐까' 라는 생각까지 들 정도였다. 지금 돌이켜봐도 어떻게 버틸 수 있었는지 신기할 정도이다.

✖ 중증의 고혈압과 빈뇨로 마음고생을 하다

그 사건이 일어나기 전까지 나는 자신감 넘치는 성격의 소유자였다. 많은 저서를 낼 만큼 자신의 주장을 주저 없이 펼치는 사람이었다. 그런데 막상 다른 사람에게 피해를 입힌 처지에 처하고 보니 그런 자신감이 오히려 걸림돌이 되어 마음의 상처가 수십 배로 증폭되고 말았던 것이다. 소신을 가지고 사는 사람이라는 자긍심마저 산산조각이 나고 말았다. 묵묵히 연구에만 몰두했다면 이렇게까지 기가 죽을 일은 없었을 거라며 한없이 나약한 모습까지 보일 정도였다.

스트레스로 인한 교감신경의 긴장상태가 신체적인 손상을 입힌다는 사실은 알고 있었지만 자신이 고혈압으로 고통받고 요실금과 빈뇨에 시달리면서 발병 메커니즘이 진짜였다는 걸 몸소 실감할 수 있었다.

요실금은 교감신경이 우위가 되면 근육 긴장을 일으키고 이로 인하여 요도를 조여주는 근육이 수축된 상태가 지속되면서 결국 기능이 저하되기 때문에 유발되는 증상이다. 제 기능을 발휘하지 못하고 약해진 요도는 느슨해지기 때문에 우리 몸에 약간의 진동이 가해져도 소변을 참지 못하고 몸 밖으로 배설해내고 만다.

야간 빈뇨의 경우는 교감신경이 긴장하면서 근육 긴장을 일으키고 이로 인하여 혈액순환이 악화되는 바람에 방광이 부풀지 않게 되면서 일어나는 증상이다. 때문에 소변이 약간만 차도 마렵다는 신호를 보내게 되는 것이다. 우리가 긴장을 하면 화장실에 자주 들랑거리게 되는 이유도 바로 이러한 메커니즘 때문이다. 당시 내 상태는 화장실에 가기 위해서 밤이 온다고 해도 과언이 아닐 정도로 중증이었다.

지금이야 아무렇지 않게 말할 수 있지만 그 당시에는 가족에게조차 자신이 겪고 있는 고통을 털어놓지 못했다. 학교에 여벌의 속옷을 준비해 두고 조짐이 이상하다 싶으면 갈아입으면서 혼자서 모든 걸 견뎌냈다.

그로부터 반년이 지나서 나는 '죽음'을 의식한 생활에서 살아 돌아올 수 있었다.

✖ 자연치유력을 믿고 죽음의 나락에서 살아 돌아오다

심한 고통으로 더 이상 견딜 수 없을 지경에 이르자 미안해한들 무엇이 달라지겠나 싶은 생각이 조금씩 싹트게 되었다. 그러자 교감신경을 죄던 줄이 순식간에 풀린 듯 몸 상태도 회복의 조짐이 보이기 시작했다.

지금 돌이켜보면 가장 힘들었던 시기에도 내심 심적 고통으로 인하여 건강이 나빠진 것이라며 다소 냉철한 시각으로 바라봤던 것 같다. 내 속에 잠재하고 있던 과학자로서의 기질이었으리라. 사실 고혈압,

요실금, 빈뇨 등으로 고생하던 때에 마음 한 구석에서는 의사로서 가치 있는 경험을 하고 있다는 생각이 들었던 때도 있다.

참으로 불가사의한 감각이었다. 의식의 일부는 침착하면서도 심신은 비명을 지르고 있는 상황이었다. 동시에 이렇게 큰일을 저질렀으니 너무 빨리 회복되면 관계자 분들에게 죄송할 것이라는 생각도 들었다. 때문에 고통으로부터 벗어나려는 적극적인 시도를 저지하는 또 다른 내가 있었다.

그러나 그토록 극한 상황 속에서도 최악의 건강상태를 견뎌낼 수 있었던 가장 큰 이유는 어쩌면 정말 위험한 상태에 이르렀을 때는 우리 몸이 본능적으로 저력을 발휘하여 자연히 회복될 수 있지 않을까라는 막연한 예감 때문이었다. '자율신경과 백혈구의 법칙'을 알았기에 더욱 괴로웠을 법하지만 마음 한 구석에서는 의사로서 자신이 발견한 가설에 대한 냉철한 믿음이 있었던 것이다.

정신적인 고통에서 조금씩 벗어나기 시작하면서 차츰 스트레스도 줄어들고 고혈압과 요실금, 야간 빈뇨 증상도 신기할 정도로 순식간에 사라졌다. 물론 약은 한 알도 입에 대지 않았다. 한마디로 스스로 살고자 하는 생명 메커니즘의 위력을 실감할 수 있었던 사건이었다.

31

죽음의 문턱에서
각오해야 하는 것들

✖ 장수를 위한 장수는 싫다

만족스러운 죽음을 맞이하려면 어떤 순간에도 꺾이지 않는 소신을 갖고 행여나 생각지도 않게 생을 마감하는 순간이 일찍 찾아오더라도 여유로운 마음으로 받아들일 수 있어야 한다. 이것이 내가 죽음에 앞서 다지는 각오이다.

나는 "눈 뜨고 보니 어느덧 백 살이더라"는 목표를 세우고 잘만 하면 백이십 살도 꿈은 아니라는 생각으로 하루하루를 살고 있다. 그래도 무의식중에 무리를 할 때도 있으므로 꼭 이룰 수 있으리라 장담할 수는 없지만 항상 건강에는 주의를 기울인다.

이렇게 내가 건강한 삶을 바라는 이유는, 거창하게 말하자면 결정적인 순간에 저력을 발휘할 수 있는 체력과 기력을 다지고 싶기 때문이다. 솔직히 오로지 자신의 건강과 장수만을 생각하며 금욕적으로 살아가는 삶이란 그다지 모양새가 좋아 보이지는 않는다. 한마디로 자신의 가족을 지킬 수 있어야 하는 순간, 의사인 나의 경우는 무엇보다 의학적인 부분에서 바로 이때다 싶은 순간을 맞이할 때를 위한 것이다.

나처럼 독자적인 가설(스스로는 진리라는 확신을 갖고 있으나)을 주장하다 보면 의욕적인 만큼 반박하는 이들도 많은 법이다. 한때는 그들이 제기한 이의에 일일이 반론을 펼치기도 하였다. 하지만 요즘은 학교측에 폐가 되지 않도록, 또 나이 드신 어머니와 가족들에게 걱정을 끼쳐서는 안 되겠다는 생각에 과격한 논박(論駁)은 자제하고 있다.

⊠ '어느덧 100세'를 꿈꾸다

그러나 언제까지 피하고 있을 수만은 없다. 어느 순간이 되면 의학적 논쟁의 장에서 맞붙어야 할 때가 온다. 그런 때에 발휘할 힘을 남겨두고자 심신을 단련하는 것이다. 그 순간이 오면 소신을 갖고 사력을 다하여 맞서 싸워야 한다. 때로는 쓰러질 때도 있을지 모른다. 요컨대 그럴 때를 대비하여 미리 '각오'를 다지는 것이다.

하지만 의지를 불태워 놓고 막상 아무 일 없이 오랜 세월을 살아남게 되었다면 그때는 더 이상 싸울 기력이 남아 있지 않다며 웃어넘길 수밖에 없다. 그럴 때는 어느덧 백 살을 맞은 사실을 경사스러운 일로 받아들이면 되리라.

인간이라면 누구나 무병장수를 꿈꾸기 마련이다. 하지만 예기치 못한 일들로 남보다 일찍 죽을 수도 있다. 그러나 죽음이 결코 나쁜 일만은 아니다. 삶이란 즐겁기만 하란 법이 없다. 한없이 괴로울 때도 또는 덮어두어야 할 일들도 모두 끌어안고 살아가는 게 인생이다. 죽음은 이러한 모든 굴레로부터 해방되는 순간이기도 하다.

32

인간은 왜 죽음을 두려워하는가

☒ 죽음에 대한 공포를 유발하는 두 가지 근원

남녀노소를 막론하고 자신이 언제 죽을지 아는 사람은 없다. 하지만 죽음이 먼 훗날의 일처럼 느껴지던 젊은 시절과 달리 나이가 들수록 생의 끝을 현실적으로 받아들이게 된다.

죽음에 대한 공포는 크게 두 가지 유형으로 나눌 수 있다. 죽고 난 후의 상황이 어떨지 알 수 없기에 두렵다는 사람이 있는가 하면, 죽는 순간이 너무 고통스러울지 몰라 두려워지는 사람도 있다.

사후세계(死後世界)에 대한 두려움은 인간만이 누릴 수 있는 독특한 감정이다. 이를 극복하고자 우리는 예로부터 종교나 민간신앙에 의지해 왔다.

내가 태어나고 자란 아오모리(靑森)의 고분에서 발견된 판상토기(板狀土器)라는 유물이 있다. 이것은 흙으로 빚은 인물상으로 하나같이 슬픈 표정과 손발이 잘려 나간 형태를 하고 있다. 일본은 장례의식을 통해서도 알 수 있듯이 이승과 저승이 뒤바뀐다는 사상이 밑바탕에 깔려 있다. 그렇게 예로부터 이승에서 겪은 슬픔과 죽음에 대한 두려움을 다스려 왔던 것이다. 판상토기도 마찬가지이다. 토우를 함께 묻어주면서 저승에서는 건강하고 행복하게 살 수 있으니 걱정할 필요 없다며 달래주었던 것이다.

하지만 종교가 공포심을 더는 데 도움은 될지는 모르나 현대인들이 신앙만으로 죽음을 편히 받아들일 수 있을지는 의문이다.

✖ 생명의 본질을 알면 두려움도 사라진다

나는 생명현상에 주목하는 것이야말로 죽음에 대한 두려움을 떨칠 수 있는 최선의 방법이라 생각한다. 인간이라는 생명체가 어떻게 이 세상에 태어나게 되었으며 혹독한 시련 속에서 살아남고자 했던 노력은 무엇인가? 암도 연명을 위한 생명체의 궁극의 선택이다. 또한 생명체는 실패할 줄을 모른다. 다시 말하면 인간의 생명현상은 어떠한 상황에서도 생존하는 쪽으로 작용해 왔던 것이다.

현대인의 사생관(死生觀)은 생명현상의 신비를 무시하고는 성립되지 않는다. 생명현상의 원인과 과정을 이해하게 된다면 생의 끝에 섰을 때, 죽음은 열심히 살아온 내가 할 수 있는 모든 수단과 방법을 동원한 끝에 얻은 결과라며 수긍하고 감사하는 마음으로 받아들일 수 있을 것이다.

나는 죽는 그날이 기대되기도 한다. 내심 나 하나쯤 죽는다고 크게 달라질 건 없다며 초연히 세상만사 허허 웃어넘기며 살고 싶기도 하다. 제아무리 생전에 이룩해내고 싶은 무언가가 있더라도, 끝마치지 못한 일이 있더라도 사람은 언젠가 죽기 마련인 것이다. 그 옛날 어느 위인이 말했듯이 그래도 지구는 여전히 도는 것처럼 말이다.

33

죽는 순간은 정말 고통스러운가

✕ 생을 마감하는 순간에는 고통과 괴로움이 따르지 않는다

죽을 때는 고통을 느끼지 않는 법이다. 조물주(造物主)는 생명체가 생을 마감하는 순간에는 편안히 잠들 수 있도록 만들었다. 본질적으로 생명체란 아무것도 입에 넣지 않은 채 마지막을 맞이할 때 비로소 고통도 괴로움도 일체 느끼지 않고 잠든 것처럼 떠날 수 있다.

물론 숨을 거두기 5분에서 10분 전에는 '체인스토크스 호흡

(Cheyne-Stokes respiration)'이라 하여 상당히 고통스럽게 숨을 몰아쉬게 된다. 그러나 이때는 이미 산소결핍 상태라 정작 본인은 의식이 없다.

대부분의 사람들이 암환자는 마지막 순간에 엄청난 통증을 호소하며 죽는다고 생각한다. 하지만 이는 암으로 인하여 유발되는 통증이 아니라 항암제나 방사선 치료 때문에 조직이 최악의 상태까지 파괴되면서 유발되는 고통이다.

일반적으로 암으로 동반되는 통증이란 기껏해야 종양이 커지면서 주변을 압박하거나 발암부위에 따라 신경을 건드렸을 때 나타난다. 더욱이 통증의 정도도 심하지 않기 때문에 따뜻하게 데운 수건으로 마사지를 하거나 다리 아래에 몸을 데워주는 탕파(湯婆)를 넣어주면 금세 이완된다.

☒ 문제는 모르핀을 만능시하는 데 있다

최근에는 말기암 환자의 고통을 덜어주는 수단으로 흔히 모르핀이 사용된다. 모든 질병이 마찬가지지만 환자의 통증을 덜어주는 게 중요하다. 하지만 모르핀을 만능시하는 요즘의 세태에 대하여 우려를 금할 수 없다.

신경은 수많은 신경세포가 서로 연결되어 뇌를 시작으로 온몸으로 퍼져 있다. 그리고 세포와 세포 간의 정보전달은 아세틸콜린이라는 물질이 분비되면서 전기신호를 통하여 이루어진다. 그런데 교감신경의 긴장상태가 심해지면 아세틸콜린의 분비를 방해하는 작용을 하게 되기 때문에 흥분하면 다른 사람의 말이 들리지 않거나 부상을 당하고도 통증을 잊은 채 운동경기를 지속할 수 있는 것이다.

모르핀이 통증을 멎게 하는 원리는 인위적으로 교감신경의 긴장상태를 극도로 끌어올려 신경전달을 차단하는 것이다.

그러나 모르핀으로 억제되는 기능은 단순히 지각(知覺)에 그치지 않고 사고전달 기능으로까지 영향을 미치기 때문에 지속적으로 사용하면 몇 주 후에는 의사소통도 어려운 상태에 이르게 된다. 더군다나 교감신경의 긴장상태가 극에 달하면서 근육 긴장을 유발, 중증의 변비 때문에 고통을 받기도 한다. 무엇보다 교감신경의 상태가 최악에 이르러 림프구가 급격히 감소하면서 면역력을 저하시키는 결과를 부르게 된다.

현대의료는 약을 처방하면서 한 가지 효과만 생각할 뿐 수반되는 여타 문제점은 무시하는 경향이 있다. 결과적으로 통증은 줄어들지 모르지만 환자가 편안히 죽음을 맞이할 수 없게 만든다. 이것이 오늘날의 치료현장이 지닌 문제점이다.

사람들은 암에 걸렸다는 이유만으로 공포에 휩싸이고 두려움은 고통을 배가시킨다. 나는 암의 3대 통상요법이라는 지독한 방법으로 우리 몸에 큰 상처를 입히고 인위적으로 고통과 아픔을 유발시켜 놓고 이를 모르핀으로 억제하려는 치료법 자체에 의문을 품지 않을 수 없다. 자연의 섭리를 거스르는 치료법이 결국 사람들을 고통의 나락으로 추락시키고 있는 것이다.

34

인간은 죽을 때를
예감할 수 있는가

⊠ 모든 생명체는 죽을 때를 예감한다

나는 면역 기능에 대한 연구를 시작하기 전, 약 2년 동안 내과 의사로 일한 적이 있다. 그 당시 만났던 환자들이나 가까운 이들의 죽음을 지켜봤던 경험으로 보건대, 대부분의 사람들은 자신이 죽을 때를 예감하는 듯하다.

참으로 신기하게도 몇 주 전부터 막연히 죽음을 예감하는 사람이 있는가 하면, 다음 주에는 죽을 것이라며 확신하는 사람도 있었다. 남은 시간이 얼마 없다며 생전에 친하게 지내던 사람들에게 연락을 하거나 자신의 장례식에 대하여 이것저것 요구를 하는 사람도 있었다.

흔히 동물은 자신이 죽을 때를 안다고 한다. 죽음을 앞둔 코끼리는 코끼리 무덤이라는 곳을 찾아 숨을 거두는 걸로 알려져 있다. 집 안팎을 자유로이 드나들던 고양이는 늙어서 죽을 날이 가까워지면 종적을 감춘다. 고양이를 무척 좋아하던 나의 지인도 키우던 고양이들 대부분이 모습을 감추었고 생의 마지막을 집에서 보낸 고양이는 단 두 마리뿐이었다고 한다.

인간에게도 이런 동물적 본능이 다소 남아 있는 듯하다. 죽음이란 세포 속에서 에너지를 만들어내던 미토콘드리아가 한계에 이르렀음을 의미한다. 즉, 체내 여러 기능이 점차 저하되는 상태를 말한다. 어쩌면 생명력의 저하라는 감각이 평소와 다른 무언가를 느끼게 하는 것인지도 모르겠다.

✕ 격려 대신 너그럽게 지켜볼 수 있는 자비심을 갖자

우리는 심근경색 같은 증상을 일으켰을 때에 죽을지 모른다는 예사롭지 않은 불안감에 휩싸이게 된다. 이는 갑작스럽게 나타난 병증 때문에 수반된 스트레스로 인하여 아드레날린과 같은 물질이 급격히 분비되면서 일어나는 경고 반응이다. 더불어 이처럼 대량의 세포 괴사가 발생할 때에는 죽은 세포에서도 죽음을 예감할 수 있는 어떤 물질이 분비될 가능성도 있다.

그렇지만 비록 죽을 때를 예감하였더라도 생의 마지막 순간을 받아 들일 준비가 되어 있지 않다면 오히려 공포감만 가중될 뿐이다. 인체 에 돌이킬 수 없는 피해가 가해졌을 때에는 죽음을 피할 도리가 없다. 이 순간, 살아남고자 처절히 투쟁해온 생명체는 드디어 싸움에서 물러 서게 된다.

그러므로 생을 마감할 때가 가까워진 이에게 "아직 죽지 않을 거야, 걱정 마!", "힘내!"라며 격려를 보내기보다 자비로운 마음으로 얼마 남 지 않은 생명의 불씨를 잠자코 지켜볼 수 있기를 바란다.

35

죽음을 겸허히 받아들이려면

▨ 지나치게 금욕적인 삶은 피하라

죽음을 쉽게 받아들이기란 어려운 일이다. 하지만 죽기 직전이 되어 몸부림치게 된다면 이처럼 서글픈 일도 없다.

예전에 한 유료 양로원에서 근무하는 의사로부터 매우 인상적인 이야기를 들은 적이 있다. 양로원에서 죽음을 맞이하는 노인들이 많지만 마지막 순간 이성을 잃고 몸부림치는 이들에게는 비슷한 성향을 찾아볼 수 있다는 것이다.

평소 "자식의 보살핌은 받고 싶지 않아", "신세 지기 싫어"라는 말을 습관처럼 입에 담거나 양로원으로 들어오기 전에 신변을 깨끗이 정리하는 특히 여성 노인인 경우가 많다는 것이다.

성향이 그렇다 보니 머릿속으로는 마지막 순간도 고결하게 맞이하고 싶다고 생각할 법하다. 그러나 본심을 외면한 채 바라는 바를 억제하고 살아왔기에 정작 돌이킬 수 없는 지경에 이른 순간에는 그만 흐트러지고 마는 것이리라.

✖ 매 순간순간을 최선을 다하며 즐겁게 살자

그러면 마지막 숨을 거두게 될 때 자신의 의지와는 달리 쉽게 죽음을 받아들일 수 없는 상황에 처하지 않으려면 과연 어떻게 해야 할 것인가?

나는 자기 나이대에 걸맞는 희로애락(喜怒哀樂)을 만끽하며 살아온 사람이야말로 마지막 순간에 편안히 잠들 수 있다고 생각한다.

물 흐르듯 인생을 있는 그대로 받아들이면서 살다 보면 체형 또한 그 사람의 나이에 걸맞게 변하기 마련이다. 다시 말해서 마지막 순간에 모든 걸 이해하고 받아들이면서 생을 마감하고자 한다면, 죽기 전까지 때로는 체중이 불기도 하고, 때로는 줄기도 하는 경험을 할 필요가 있다는 것이다. 이러한 변화가 곧 매 순간 있는 힘을 다하며 살았다는 증표(證票)나 다름없기 때문이다.

보통 열여섯, 열일곱이 될 때까지는 흔히 말하는 성장기라 하여 신체적인 성숙을 위하여 모든 에너지가 집중된다. 그래서 이 시기에는 살이 붙지 않아 호리호리하기 마련이다. 주위를 둘러보아도 이 나이대 남자아이들은 대체로 키가 훤칠하고 빼빼 마른 체형이 많다.

대부분의 사람들은 인생의 서막을 알리는 시점에 이러한 단계를 체험하게 되고 20대에 들어서도 다소 개인차는 있지만 이러한 템포에 맞춰 나이를 먹어 간다.

그러다 결혼을 하고 직장을 갖게 되면 자유롭게 먹고 마실 기회가 늘어나면서 대체로 조금씩 체중이 붙게 된다. 운동 부족으로 신진대사 기능이 저하되고 일명 '나잇살'이 붙기 시작하는 때가 이 즈음이다.

특히 일 잘하기로 통하는 남자들의 경우는 음식물을 섭취할 기회와 양이 만만치 않다. 그렇게 교감신경의 긴장상태가 지속되면서 대사증후군에 빠지게 된다.

여성의 경우도 마찬가지이다. 어느 정도 아이들에게 손이 가지 않을 무렵부터는 운동 부족과 함께 가정에서 쌓이는 스트레스를 음식물로 풀 기회가 늘면서 대개의 경우 과체중(過體重)이 된다.

일반적으로 30~40대를 인생에서 굵직한 시기라 하는데 이러한 시기를 보내고 어느새 50대에 접어들 무렵 사람들은 넉넉해진 자신의 체형에 위기감을 느끼기 시작한다. 그래서 이 무렵에는 과식을 하던 사람도 식사량을 조절하는 생활로 방향을 전환하게 되는 것이다. 굳이 자제하지는 않더라도 젊었을 때처럼 과식을 하는 경우는 드물어진다.

옛날에는 시도 때도 없이 먹어대는 손자, 손녀들을 바라보며 흐뭇한 표정으로 "먹고 싶을 때 실컷 먹어두렴. 크고 나면 식욕도 줄어든단다" 라고 말씀을 하시는 노인분들을 자주 볼 수 있었다. 아마도 나이가 들면 젊었을 때와 같은 식욕은 자연히 사라지고 체형도 그에 걸맞게 변하면서 늙어가는 게 당연한 이치였나 보다.

물론 50대도 아직 적당한 활동을 할 나이이기에 근력도 충분하고 활력이 넘칠 때이다. 이렇게 사람은 다양한 변화와 함께 차츰 늙어 간다. 이윽고 70세를 넘길 무렵부터는 서서히 절전형 모드로 전환되면서 마지막에 죽음을 맞이하기에 이르는 것이다.

대부분의 사람들은 이처럼 전형적인 모습을 갖추면서 나이를 먹는다. 다만 어느 연령대에 어떤 체형으로 변할지는 생활습관과 유전적인 체질에 따라 달라지는 듯하다. 평생을 생기가 없고 마른 모습으로 살아가는 사람이 있는가 하면, 나이가 들어도 체력이나 기력은 물론 식욕조차 떨어지는 일 없이 두루뭉술한 체형을 유지하는 사람도 있는 것처럼 말이다.

✖ 젊었을 때에는 비만을 체험해 보는 것도 좋다

현대사회에는 비만을 사회악(社會惡)처럼 혐오하는 풍조가 자리 잡고 있다. 하지만 변화무쌍한 일생 동안에 특히 젊었을 때는 그런대로 뚱뚱한 시기를 한 번 정도 체험해 볼 만하다.

체질적으로 살이 찌지 않는다면 어쩔 수 없지만 적어도 끊임없는 식이요법으로 자신을 채찍질하면서까지 마른 체형을 유지하는 생활은 반대한다. 자신의 욕구를 억누른 채 마감하는 일생이란 그동안의 삶에 감사하며 평온한 마음으로 숨을 거두는 이상적인 죽음과 상반된 삶이라 여겨지기 때문이다.

"그때는 아무리 먹어도 날씬했었지. 그게 다 젊었을 때 누릴 수 있는 특권 아니겠어."

"그때는 눈코 뜰 새 없이 바쁘긴 했어도 실컷 먹고 마시면서 활기차게 살았어."

이렇게 지나간 시간을 되돌아보면서 제 나이대에만 즐길 수 있는 생활을 힘닿는 한 만끽했을 때 비로소 죽음을 자연스럽게 받아들일 수 있게 된다.

자기 연령대에 맞는 다양한 삶의 방식을 경험하고 인생의 희로애락을 모두 맛보아야 마지막 그 순간을 맞이할 때는 식욕이건 인생이건 일말의 미련도 남기지 않고 만족하며 숨을 거둘 수 있을 것이다.

특히 풍만했던 시기에 느낄 수 있는 충만감은 잊지 못할 추억으로 남는다. 체중이 늘어나면 자신에게 유리한 발상만 떠오르기도 한다. 이 정도의 자기애는 오히려 매력적이다. 무엇을 먹어도 맛있게 느껴지는 만족감 등은 일상 속의 자그마한 행복으로, 더할 나위 없이 소중한 평생의 추억으로 뇌리 속에 또렷이 남게 되는 법이다.

나 또한 살이 쪘던 시기를 거쳐 날씬해진 사람이다. 가장 이상적인 체중을 유지하는 요즘도 통통했던 시절을 회상해 보면 건강하고 활력에 넘쳤던 당시의 모습에 그리움마저 느끼게 된다. 물론 지금도 심신이 적당히 활기 있는 생활을 보내고 있지만 일생 동안 가장 생기가 넘치고 활력에 찼던 시기를 꼽으라면 역시 어느 정도 살이 올랐던 때라고 인정할 수밖에 없다.

36

존엄사를 어떻게 바라볼 것인가

▨ '죽음은 자연의 섭리' 라는 사실을 잊고 사는 현대인

이 시대에는 존엄사(尊嚴死)라는 표현이 매우 협의적으로 사용될 뿐만 아니라 생명연장 치료와 함께 언급될 때가 많다. 존엄사란 약물 투여, 인공 호흡, 영양·수분 공급 등을 통하여 죽음을 지연시키는 환자들을 대상으로, 무의미하게 생명을 연장하는 치료를 그만두고 품위 있는 죽음을 맞이할 수 있도록 하자는 의미로 극히 단편적으로 사용되고 있다.

존엄사를 반대하는 이들도 있다. 생명연장 치료를 중단하면 환자의 살 권리를 빼앗는 것과 다를 바 없다고 그들은 주장한다. 그런데 나는 생명연장 치료를 전제로 한 논의가 모두 피상적인 이야기만 내세우는 듯 느껴져 안타까울 따름이다.

생명연장 치료는 단순히 환자의 고통을 가중시키는 치료법에 지나지 않는다. 특히 정맥주사로 고영양분을 주입하는 방법이나, 위루술(胃瘻術)로 위에 관을 삽입하여 식사를 공급하는 치료법은 환자에게 괴로움만 증가시킨다고 해도 과언이 아니다.

환자가 원하지 않는데도 생명연장 치료를 받아야 하는 경우가 있다. 막다른 골목에 몰린 가족들은 "가능한 한 방법은 다 해주십시오"라며 생명연장 치료를 요청한다. 하지만 자신들의 직성이 풀리기를 바라기보다 말도 못한 채 괴로워하는 환자의 고통을 먼저 생각해야 하지 않을까 싶다.

현대사회는 과학의 진보로 인하여 지적으로 성장한 듯 포장되어 있지만 실상은 여전히 미숙한 부분이 남아 있다.

일본 진언종(眞言宗)의 개조(開祖)인 홍법대사 구카이(空海)가 그러했듯이 옛 고승(高僧)들은 참된 존엄사를 몸소 실천하였던 분들이다. 그런데 오늘날은 과학기술 발전의 이면에서 진정한 존엄사가 잊혀져 가고 있는 듯하다.

▨ 아마존 인디오의 지혜를 배우다

예전에 라디오에서도 언급한 적이 있는 듯한데 아마존에 사는 인디오 부족과 함께 했던 생활을 책으로 펴낸 미나미 겐코(南研子) 씨에 따르면, 인디오 사회에서는 병든 생활을 하는 노인이 없다는 것이다.

그들은 나이 들어 제 힘으로 식사조차 할 수 없게 되면 이는 곧 죽을 때가 멀지 않았음을 알리는 신호라는 생각이 암묵리에 자리 잡고 있어서 자리보전을 하고 누운 노인에게 절대 음식물을 떠먹이지 않는다는 것이다.

또 병들어 누운 사람이 있을 때는 준비한 식사를 베갯머리에 가져다 줄 뿐이다. 즉, 아픈 사람이 제 손으로 식사를 한다. 혼자 먹을 수 있을 때는 아직 건강한 상태이다. 그러다가 차츰 음식물을 섭취하는 횟수와 양이 줄어들고 마지막에는 노쇠하여 숨을 거두게 된다.

주위 사람들은 물론 환자 본인도 이것이 자연의 섭리라고 생각한다. 이것이야말로 내가 바라는 진정한 존엄사이다. 강요가 아닌 떠나는 사람도 또 떠나보내는 사람도 현실을 직시하고 때가 왔음을 깨닫고서 조용히 임종(臨終)을 받아들일 뿐이다. 물론 현대를 사는 우리들이 인디오 부족민처럼 할 수는 없다. 그러나 죽음을 있는 그대로 이해하고 묵묵히 받아들이는 그들의 지혜를 배울 필요가 있다고 생각한다.

37

노인 수발로 인한
가정파탄을 예방하려면

⊠ '완벽한 간호'를 추구하지 말자

현대의 노령자 간호는 가정, 시설을 막론하고 왠지 모를 비장함이 묻어난다.

얼마 전 신문에서 수발간호사로 일하는 딸을 둔 부모의 투고 내용을 읽은 기억이 난다. 자격증을 취득하고 겨우 취직이 돼서 기쁘긴 하지만 안도의 한숨도 잠시일 뿐 이른 아침에 집을 나서면 자정을 넘겨야 귀가하는 딸아이 걱정 때문에 편히 잠들 수 없다는 내용이었다.

수발간호 현장은 어디를 가나 중노동을 피할 수 없다. 모처럼 전문가라는 자격을 인정받고도 하루 12시간 내지 14시간이나 되는 과중한 업무 때문에 그 실상은 심각한 지경에 이르고 있다. 이러한 문제는 가정 내 간호도 다를 바 없다.

특히 노동량을 가중시키는 원인 가운데 '성심성의'를 꼽을 수 있다. 환자에게 많은 노동력과 시간을 쏟아부으며 일주일에 몇 차례나 목욕을 시키고 세 끼를 일일이 숟가락으로 음식물을 떠먹여주며 행여나 욕창(褥瘡)이라도 생길까봐 틈만 나면 자세를 바꿔 준다. 환자를 돌보고자 하는 열의는 충분히 이해가 되지만 내가 보기에는 이 모든 것들이 다 지나치다는 생각밖에 들지 않는다.

노인 수발로 인한 파탄을 방지하려면 무엇보다 완벽한 간호를 하지 않으려는 마음가짐이 중요하다. 환자가 필요로 하는 최소한의 도움만 제공하도록 한다.

▨ 환자가 진정으로 원하는 것에 최선을 다하라

완벽한 간호를 하려고 하기보다는 환자가 진정으로 원하는 것에 최선을 다하면 되는 것이다.

욕창의 경우 어디까지나 혈액순환장애가 원인으로 발생하는 증상이다. 따라서 아무리 열심히 자세를 바꿔준들 약간의 압박만으로도 바로 괴사를 일으키고 만다. 그러므로 혈액순환장애인 사람에게는 다소 욕창이 생겨도 어쩔 수 없다고 생각하는 편이 좋다.

식사의 경우도 자리보전을 하고 누운 사람이 에너지를 소모할 일이 무엇이 있겠는가. 다시 말해 무리하게 세 끼 식사를 챙겨 먹이지 않아도 생명을 유지하는데 아무런 지장은 없다. 제대로 된 식사는 하루 한 끼 정도로 충분하고 나머지는 당근 주스 등으로 대체하는 요령이 필요하다. 주스라면 환자가 빨대를 이용하는 등 혼자서도 마실 수 있기 때문에 그만큼 간호시간이 단축된다.

더욱이 약간 모자란 정도로 영양공급을 해주는 편이 환자의 정신도 맑아진다. 인간의 대뇌는 허기나 위기를 느낄 때 더 활발히 기능한다. 때문에 식사나 약물의 양을 줄이면 머리가 맑아지면서 간단한 동작 정도는 혼자서도 할 수 있게 되는 것이다. 어쩌면 천장만 바라보며 하루 종일 멍하게 누워 있던 환자가 조금씩 기운을 차려 숨을 거두는 직전까지 건강하게 지낼 수 있을지도 모른다.

지나치게 열심히 그리고 완벽한 간호를 꿈꾸다 보면 구렁텅이에 빠진 사람처럼 과중한 노동에서 벗어날 수 없다. 나도 집에서 어머니와 함께 아버지의 병 수발을 들어본 경험이 있다. 당시 나의 어머니도 완벽한 간호를 해야 한다는 강박관념(強迫觀念)에 쫓기다가 결국 막바지에는 불안감 때문에 혼자서는 차도 탈 수 없는 지경까지 정신적으로 쇠약해졌다.

환자가 정말 필요로 하는 도움만 준다면 시간을 유용하게 활용할 수 있을 뿐만 아니라 따뜻한 말 한마디와 정겨운 보살핌을 하고자 하는 마음이 자연히 우러나올 것이다. 그 결과 환자가 가장 바라는 '대화를 나눌 수 있는 여유'도 가질 수 있다.

38

마지막 순간은 내 집에서
가족에게 둘러싸여 맞이하고 싶다

▨ 가장 자연스러운 모습으로 임종을 맞이하다

가까운 곳에 왕진을 올 수 있는 의사만 있다면 집에서 죽음을 맞이하는 건 그다지 어려운 일이 아니다. 나는 가능한 한 숨을 거두는 그 순간만큼은 집에서 보내고 싶다. 병원에 있다 보면 아무래도 의사들이 대처하는 대로 따를 수밖에 없기 때문이다. 《사자에상》이라는 만화로 유명한 하세가와 마치코(長谷川町子) 씨는 생전에 자신이 병에 걸리더라도 입원이나 수술은 절대 하지 않겠다고 공언한 바 있다. 실제로 그녀는 자택에서 가장 자연스러운 모습으로 임종을 맞이했다고 한다.

입원을 하거나 수술을 받게 되면 대부분 정해진 치료과정에 얽매이게 되고 결국에는 원치 않은 상황 속에서 죽음을 맞이해야 한다. 바라지 않은 과도한 치료를 받을 가능성도 있다. 어쩌면 아무도 지켜보지 않는 사이에 숨을 거두게 될지도 모른다. 하세가와 씨는 그런 상황을 마다하고 조금이라도 오래 살기보다는 자신의 집에서 가족들이 지켜보는 가운데 편안히 이별을 고할 수 있는 방법을 선택했던 것이다.

✖ 죽음도 생활의 일부분이다

내가 의사로 일하던 시절에 만났던 환자 가운데 지금 돌이켜봐도 마음을 아프게 하게 하는 이가 있다. 목에 관을 삽입하여 말을 할 수 없었던 그는 떠나는 순간까지 두 손가락을 입에 대고는 '담배가 피우고 싶다'는 몸짓을 보이며 주위 사람들에게 애원을 했었다. 그때마다 절대 안 된다며 설득을 당해야 했지만 그래도 포기할 수 없었는지 그때마다 환자의 눈가에는 눈물이 글썽거렸다. 그리고 얼마 안 있어 그 환자는 숨을 거두었다.

만약 그가 집에 있었다면 어땠을까? 가족들이 사사로운 요구쯤은 들어줄 수 있었을 것이다. 여유롭게 담소를 즐길 시간도 누릴 수 있었을

지 모른다. 아무리 작은 바람이라도 들어줄 수 있었다면 고인을 떠나 보낸 후에 가족들의 후회나 회한도 줄어들었을 것이다. 좋아하던 음악을 듣거나 다소의 담배나 술도 입에 댈 수 있을지 모른다. 애견과 함께 보내는 시간도 얻을 수 있다. 이렇게 집에서 가족들과 함께 생활하면서 생의 마지막 순간을 마치 생활의 일부분처럼 느낄 수 있다면 죽는 그날까지 정말 마음 편히 지낼 수 있을 것임에 틀림없다.

사실 대부분의 사람들이 죽음을 필요 이상으로 두려워한다. 그 이유는 아마도 긴박감 넘치는 병원 안에서 황망하게 죽어가는 모습을 지켜보았던 경험 때문인지도 모른다.

얼마 전 노쇠한 애견이 숨을 거두는 순간까지 자택에서 간호를 했다는 지인의 이야기를 들었다. 더 이상 움직일 기력조차 없는 애견과 함께 거실에서 3개월 동안 생활하면서 하루가 다르게 쇠약해져만 가는 모습을 빠짐없이 지켜보았고 생을 마감할 때는 온가족이 한데 모여 떠나보냈다고 한다. 그리고 마치 잠들듯 눈을 감은 그 순간, 슬픔 속에서도 무심코 "행복하지, ○○야"라며 박수를 쳤다는 것이다.

그들의 모습에서 죽음에 대한 일말의 두려움도 찾아볼 수 없다. 집에서 생을 마감하는 이가 거의 없는 현대에는 유일하게 애완동물만이 자신이 살던 집에서 가장 자연스러운 죽음을 맞이하는 본보기를 보여주는지도 모르겠다. 진심으로 사랑하는 사람(또는 애완동물)의 평화로운 임종을 지켜본 대부분의 사람들은 죽음을 두려워하지 않게 된다.

부록

암 자연퇴축(自然退縮)을
위한 실천 요강

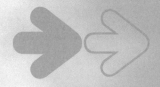

암 자연퇴축(自然退縮)을 위한 실천 요강

⊠ 몸과 마음과 영혼까지 깨끗하게 하는 정화(淨化) 기간
 – 암 필승 100일 수련 코스

언제나 긍정적인 마음을 갖도록 한다. 절대 화내지 말고 남을 미워하지 말며 마음을 열어 매일 자연건강 어록을 독송한다.

혈액 정화(淨化) 기간	30일~45일	• 현미채식을 철저히 하면서 일체의 약물 투여, 육류, 우유, 계란, 가공식품, 화학조미료, 설탕을 피한다.
체세포 신진대사 사이클	100일~6개월	
뼈까지 완전 교체되는 환골탈태(換骨奪胎) 기간	3년~5년	• 물은 꼭 증류순수를 마신다. 증류수가 없을 때에는 무농약 재배한 야채나 과일즙을 짜서 마셔도 된다. • 감성 도야하는 신앙과 취미생활을 한다. • 공기 좋은 데서 삼림욕, 모래찜질, 옥외활동, 부항요법을 매일 한다.

⊠ 자연치유(自然治癒)의 법칙

1) 항상 감사한 마음을 갖는다. 하루 10번 이상 "감사합니다"라는 말을 한다.

2) 언제나 미소를 잃지 않도록 한다. 하루 10번 이상 소리 내어 크게 웃는다. 웃을 일이 없으면 억지로라도 웃는 연습을 한다.

3) 매사에 적극적이고 긍정적이며 낙관적인 태도를 지닌다.

4) 신앙생활을 하면서 확고한 믿음과 전폭적인 신뢰, 반드시 낫는다는 확신을 갖는다. 마음먹은 대로 이뤄진다는 자기암시가 중요하다.

5) 매일 동의부항으로 하는 네거티브요법을 실행하고, 마음을 고요히 하는 명상을 한다.

6) 철저한 현미채식을 하며 한 수저에 100번 이상 씹어 먹는다. 그리고 100일 동안만이라도 동물성 음식은 절대 먹지 않도록 한다.

7) 매일 만보 걷기, 1시간 이상 걷기 외에도 아랫다리가 튼튼하게 옥외활동을 많이 한다.

8) 매일 반신욕 또는 각탕법을 30분 이상 한다. 환부 또는 전신에 온열요법을 실시한다. 땀을 흘린 후에는 꼭 더운물에 죽염수 또는 무농약 재배의 과일즙이나 야채즙을 한 컵 마신다.

9) 물은 증류수를 마신다.

❖ 암의 원인과 결과의 도표

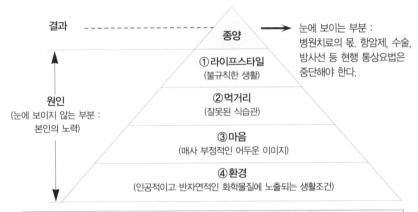

구 분	원 인	자연퇴축을 위한 처방 (면역력을 강화시키는 방법)
① 라이프스타일	불규칙한 생활습관과 과로, 과식, 과욕, 과보호, 운동부족	• 부항, 반신욕, 침, 뜸 등으로 부교감신경을 자극하여 몸을 따뜻하게 하고 긴장을 풀어 규칙적이고 절제있는 생활을 할 것
② 먹 거 리	육식과 삼백식(백미·설탕·화학조미료), 우유, 계란, 기타 가공식품, 폭음, 폭식, 미식, 대식 습관, 약물 상용	• 오래오래 씹어 먹으며 늘 약간의 공복감을 느낄 정도, 위 7부 정도의 소식으로 기아요법을 할 것 • 처음 3일간 효소단식을 할 것 • 고단백, 고지방, 고설탕, 고칼로리를 삼갈 것
③ 마 음	스트레스, 좌절감, 절망감, 배신감, 두려움, 미움, 불안하고 매사 불평불만 가득찬 생활, 위기에 직면해서 도피하려는 잠재의식, 잘못된 상황에도 무조건 순종하는 패배주의	• 밝은 이미지를 구축할 것 • 내 인생, 내 건강은 마음먹은 대로 이뤄진다는 확신을 가질 것 • 늘 웃는 연습을 하고 긍정적인 마음을 가질 것
④ 환 경	환경호르몬, 농약, 살충제, 제초제, 화학비료, 중성세제, 전자파, 신축건물의 새집증후군, 배기가스	• 통나무 목조건물이나 황토집에 거주하며 공기가 청정한 곳에서 삼림욕을 자주하는 생활을 할 것 • 자동차는 되도록 타지 말 것

이상과 같이 실천하면 악성 종양의 환부도 자연퇴축(自然退縮)이 되고 결코 재발이나 전이를 하지 않는다. 다만 100일 수련 정진 후 일단 좋아졌다 하여 완치로 착각하고 다시 과거의 생활로 되돌아가면 재발의 위험성이 있으나, 평생 자연식생활을 하고 마음을 플러스 사고로 유지하며 긍정적인 노력을 하면 재발은 없다.

맺음말 생명의 본질을 알면 더 잘 살 수 있다

인간은 다세포동물이자 척추동물로 육지에 오르고 나서부터 폐호흡(肺呼吸)을 시작하였다. 그렇기 때문에 인간은 다른 생물에 비하여 대뇌가 상당히 발달했다. 그리고 매 단계마다 진화를 거듭하면서 능력을 키워나갔고 이제껏 살기 어려웠던 환경에도 잘 적응하며 생활할 수 있게 되었던 것이다.

그러나 능력이 향상되면 그만큼 실패를 경험하는 순간도 늘기 마련이다. 이렇게 인간은 병에 걸리게 된 것이다. 즉 인류는 대뇌의 발달로 문명과 문화를 창조할 수 있었던 반면, 정신적인 고뇌로 인하여 고통받게 되었다.

특히 현대사회는 수많은 스트레스와 걱정거리로 사람들을 짓누른다. 그래서 우울증에 걸리기도 하고 신체적인 질병으로 괴로워하게 되는 것이다.

인간은 육지로 올라와 폐호흡을 시작하면서 활동량이 증가하였고 변화무쌍한 환경에도 적응할 수 있게 되었다. 그러나 이러한 변화가 무조건 바람직한 결과만 가져온 것은 아니다.

인간이 중력에 역행하여 두 발로 딛고 일어서면서 활동의 폭이 넓어진 반면, 가중된 중력의 부하로 인하여 병을 얻게 되었다. 또한 증가한 활동량에 비례하듯 고되어진 노동량도 인간의 몸을 좀먹는 원인이 되었다.

이와 같이 질병이란 인간이 진화를 통하여 발달한 여러 능력들을 지나치게 사용하게 되면서 얻게 된 산물이다. 그리고 그러한 능력의 한계에 도달할 때 교감신경의 긴장상태나 혈액순환장애, 저체온, 과립구 증가와 같은 변화가 일어나면서 발병단계로 돌입하게 되는 것이다.

이 책은 이러한 발병 메커니즘을 알아보는 동시에 체내 에너지 생성기관에 대한 이해를 도모하고자 쓰였다. 스트레스로 유발되는 저체온, 고혈당 상태는 당뇨병을 비롯한 만성질환(慢性疾患)의 발병 메커니즘과 밀접한 관계가 있다. 그러나 이들 증상도 에너지 생성기관의 측면에서 보면 급성 스트레스에 적응하고자 하는 신체반응인 셈이다.

인간의 에너지 생성기관은 혐기성(嫌氣性) 대사를 하는 해당계(解糖系)와 호기성(好氣性) 대사를 하는 미토콘드리아의 내호흡계(內呼吸系)로 이루어진다.

나는 2008년 처음으로 혐기성 해당계가 비록 에너지 생성효율은 나쁘지만 순발력과 세포 분열에 필요한 에너지로 사용되는 메커니즘을 밝혀낼 수 있게 되었다.

만성 스트레스 상태가 장기화되면 저체온, 고혈당 상태를 유발하여 인체에 손상을 입히게 되지만 이러한 상태는 해당계가 순발력을 발휘하는 데에 큰 힘으로 작용하게 된다. 요컨대 우리 몸은 지속력이 뛰어난 미토콘드리아의 에너지만으로는 위기를 극복할 수 없도록 만들어진 것이다.

흔히 암을 '불청객, 무서운 병, 비정상 세포'라며 모두 기피하는데, 실은 저체온, 고혈당인 상태에서 살아남으려던 20억 년 전 우리의 조상세포로 귀환(격세유전)한 모습이라는 사실을 우리는 알아야 한다.

조상세포란 미토콘드리아가 기생하기 이전의 본세포를 말한다. 산소를 혐오하던 옛 성질을 다시 회복한, 그야말로 분열(分裂)과 불로(不老)의 형태로 귀환한 결과이다.

올바른 생물학적 이해에 도달한다면 병으로부터 우리 몸을 지키는 새로운 해석이 탄생할 수 있으리라 본다.

마지막으로 편집을 담당한 아사오카 마사코 씨에게 심심한 감사의 뜻을 전하고 싶다.

아보 도오루(安保徹)

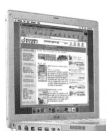

중 앙 생 활 사
중앙경제평론사

Joongang Life Publishing Co./Joongang Economy Publishing Co.

중앙생활사는 건강한 생활, 행복한 삶을 일군다는 신념 아래 설립된 건강 · 실용서 전문 출판사로서
치열한 생존경쟁에 심신이 지친 현대인에게 건강과 생활의 지혜를 주는 책을 발간하고 있습니다.

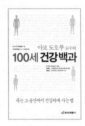

아보 도오루 교수의 100세 건강백과

초판 1쇄 인쇄 | 2009년 9월 18일
초판 1쇄 발행 | 2009년 9월 23일
지은이 | 아보 도오루(安保徹)
감수자 | 기준성(Joonseong Gi)
옮긴이 | 이소영(Soyoung Lee)
펴낸이 | 최점옥(Jeomog Choi)
펴낸곳 | 중앙생활사(Joongang Life Publishing Co.)

대   표 | 김용주
책임편집 | 범수미
본문디자인 | 김선영

출력 | 신흥P&P   종이 | 한림피앤피   인쇄 · 제본 | 신흥P&P

잘못된 책은 바꾸어 드립니다.
가격은 표지 뒷면에 있습니다.

ISBN 978-89-6141-051-9(04510)
ISBN 978-89-89634-50-8(세트)

원서명 | 病氣知らずで大往生 安保流ピンピンコロリ術

등록 | 1999년 1월 16일 제2-2730호
주소 | ⑳ 100-789 서울시 중구 왕십리길 160(신당5동 171) 도로교통공단 신관 4층
전화 | (02)2253-4463(代) 팩스 | (02)2253-7988
홈페이지 | www.japub.co.kr 이메일 | japub@naver.com | japub21@empal.com
♣ 중앙생활사는 중앙경제평론사 · 중앙에듀북스와 자매회사입니다.

이 책은 중앙생활사가 저작권자와의 계약에 따라 발행한 것이므로 본사의 서면 허락 없이는
어떠한 형태나 수단으로도 이 책의 내용을 이용하지 못합니다.
※ 이 책에 쓰인 본문 종이 E라이트는 국내 기술로 개발한 최신 종이로, 기존의 모조지나 서적지보다
더욱 가볍고 안전하며 눈의 피로를 덜도록 품질을 한 단계 높인 고급지입니다.

▶ 홈페이지에서 구입하시면 많은 혜택이 있습니다.

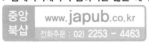

※ 이 도서의 국립중앙도서관 출판시도서목록(CIP)은 e-CIP 홈페이지(www.nl.go.kr/cip.php)에서
이용하실 수 있습니다.(CIP제어번호: CIP2009002694)

국내 최고 자연요법 권위자,
부항요법 1인자 奇埈成 회장!

*자연식동호회 회장   *동의부항학회 회장
*한국자연식협회 회장   *네거티브 요법 창안자

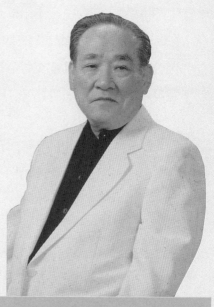

東醫
附缸

른먹거리(正食)권장풀뿌리연대
독자를 위한 워크숍
매주 토요일 오전 10시
食同好會 (031)908-4567 | www.dongwee.com

金滿大吉運
快癒萬福來

"감사합니다. 사랑합니다. 행복하세요."
매일 열 번 말하면 얼굴에 光이 나고 좋은 일이
생깁니다.
마음을 열고 남의 행복을 빌어주면 행운이 나에게
먼저 찾아오는 것이 因果律의 法則입니다.
백 일을 실천하면 행운을 만나게 됩니다.

이지 _ www.dongwee.com   건강상담 및 워크숍 문의 _ 031-908-4567

자연건강법 워크숍 안내

암은 이성(理性)으로 걸리고 감성(感性)으로 낫는다. 따라서 이성적이고 과학적인 방법보다는 감동과 믿음, 감사의 마음이 충만한 감성으로 접근하면 길이 열린다. 때문에 공격적인 통상요법으로는 치료가 안 되어도 자연건강법을 실천하면 치료(治療)가 아닌 치유(治癒)가 가능한 것이다.

당신이 지금 말기암이라 해도 하루 밥 한 공기를 먹을 수 있고 2km 이상 자력으로 걸을 수 있으면 희망은 있다. 꺼져가는 생명의 불길을 되살려 면역(免疫) 기능을 활성화하면 길이 열리는 것이다. 그러한 생명의 비법들이 기준성(奇埈成) 회장의 자연건강 어록 안에 수록되어 있다.

100일 수련코스를 실행하면 아무리 악성종양이라도 수그러들고 자연퇴축(自然退縮)이 되는 체험을 할 수 있다. 자연요법의 1인자 기준성(奇埈成) 회장이 그러한 방법을 일깨워 주는 조언자(助言者)로서, 평생 갈고 닦은 자연건강법으로 수많은 환우(患友)들에게 희망과 용기를 주어 생환(生還)케 하였다.

자연건강법 워크숍 매주 토요일 오전 10시
문의 : (031)908-4567

난치병을 극복하는 시민건강자위운동
바른먹거리(正食)권장풀뿌리연대 웃음마당
自然食同好會
홈페이지 : www.dongwee.com

무농약 유기농 재배 농산물 상담문의
한마음공동체 | 예술자연농식품
문의 : (061)393-1925 | 1544-6275